DE

L'ALCOOLISME

CONSIDÉRÉ DANS SES RAPPORTS

AVEC L'ALIÉNATION MENTALE

PAR

Ernest MARFAING,

Docteur en médecine de la Faculté de Paris,
Interne de la maison nationale de Charenton.

PARIS

LIBRAIRIE J.-B. BAILLIÈRE ET FILS

19, rue Hautefeuille, près du boulevard St-Germain

1875

DE
L'ALCOOLISME

CONSIDÉRÉ DANS SES RAPPORTS

AVEC

L'ALIÉNATION MENTALE

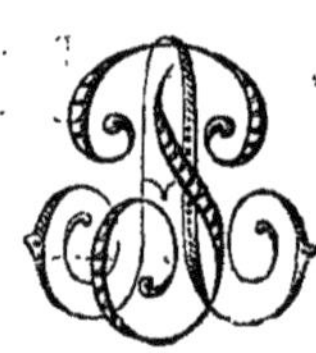

Paris. — Typ. A. PARENT, rue Monsieur-le-Prince, 29-21

DE

L'ALCOOLISME

CONSIDÉRÉ DANS SES RAPPORTS

AVEC L'ALIÉNATION MENTALE

PAR

Ernest .MARFAING,

Docteur en médecine de la Faculté de Paris,
Interne de la maison nationale de Charenton.

PARIS

LIBRAIRIE J.-B. BAILLIERE ET FILS

19, rue Hautefeuille, près du boulevard St-Germain

1875

L'ALCOOLISME

CONSIDÉRÉ DANS SES RAPPORTS

AVEC

L'ALIÉNATION MENTALE

INTRODUCTION.

L'alcoolisme, à peine connu, au moins en France, jusque dans le premier quart de ce siècle. a fait, à partir de cette époque, des progrès véritablement effrayants. Aussi, ne doit-on pas s'étonner qu'il ait eu, depuis un certain nombre d'années, le privilége d'attirer, d'une manière toute particulière, l'attention des médecins et des chirurgiens.

Pour les chirurgiens et les médecins, en effet, l'alcoolique est un être à part; il ne sent pas, il ne souffre pas, il ne réagit pas à la façon des autres malades. La maladie, quelle qu'elle soit, prend chez lui des caractères spéciaux qui en modifient, dans des degrés variables, le pronostic et le traitement.

Mais là ne se borne pas l'influence de l'empoisonnement produit par l'usage prolongé de boissons spiritueuses. L'alcoolique n'est pas seulement un malade exceptionnel ; mais, par suite de l'action exercée par l'alcool sur les divers systèmes, sur les différents organes, il est exposé à des maladies spéciales, ou, pour être plus exact, il est exposé d'une manière plus spéciale à certaines affections. Parmi ces

affections, on peut considérer, comme étant des plus importantes, celles qui résultent de l'action de l'alcool sur les
centres nerveux, et qui aboutissent, dans la plupart des
cas, à l'une des formes multiples de l'aliénation mentale.

Ayant eu l'occasion d'observer un certain nombre de
faits appartenant à cette catégorie, d'abord comme interne
à l'asile d'aliénés de Toulouse, et plus récemment en la
même qualité à la maison nationale de Charenton, nous
avons cru pouvoir faire de ce point de pathologie mentale le sujet de notre thèse inaugurale.

Nous diviserons notre sujet comme il suit :

Dans une première partie, nous démontrerons l'existence de la folie alcoolique, sa fréquence par rapport aux
autres genres de folie considérés d'après leurs causes, ses
progrès depuis le premier quart de ce siècle ; cette première partie sera principalement consacrée à la reproduction et à la discussion des documents statistiques que
nous avons réunis sur le sujet.

Dans une seconde partie, nous étudierons la pathogénie
(anatomie et physiologie pathologiques) de la folie alcoolique.

Dans une troisième, enfin, et ce sera la partie la plus
considérable de notre travail, nous passerons en revue les
diverses formes d'aliénation mentale dépendantes de l'alcoolisme, ainsi que les questions relatives à l'hérédité, et
nous terminerons par quelques considérations sur la dipsomanie, qui aboutit à l'alcoolisme symptomatique de l'aliénation mentale. Nous aurons ainsi établi le double
rapport de l'alcoolisme avec l'aliénation mentale, en démontrant que le plus souvent, l'alcoolisme est la cause et
l'aliénation mentale l'effet ; mais que, par contre, dans des
cas plus rares, l'aliénation mentale joue le rôle de cause,
l'alcoolisme n'étant que l'effet de la dipsomanie.

§ I.

EXISTENCE DE LA FOLIE ALCOOLIQUE; SA FRÉQUENCE;

SES PROGRÈS DÉMONTRÉS PAR LA STATISTIQUE.

1° *Existence de la folie alcoolique.* — Les grands aliénistes du commencement de ce siècle n'étaient pas sans avoir remarqué et décrit, quoique brièvement, les rapports de l'alcoolisme avec l'aliénation mentale, et plus particulièrement avec la paralysie générale progressive. On en trouve la preuve dans les passages suivants que nous leur empruntons : « On peut en dire autant de la Russie, dit Esquirol, où il n'est pas rare de rencontrer des hommes éminents par leur rang, par leur fortune, par leur savoir, qui, parvenant à un certain âge, se livrent à l'abus des boissons fortes et tombent dans la démence compliquée de paralysie et de tremblement. » Or, chacun sait que par *démence avec paralysie et tremblement*, Esquirol entendait la paralysie générale. Plus loin, parlant des femmes arrivées à l'époque de la ménaupose, il ajoute : « Elles contractent l'habitude de l'ivresse, elles tombent dans le délire, qui est ordinairement chronique, incurable, qui offre tous les caractères de la démence, souvent avec tremblement, plus souvent avec paralysie. » De son côté, Royer-Collard dit : « L'homme qui continue à boire finit également par tomber dans la démence et la paralysie..... Ne peut-on admettre enfin que la démence et la paralysie résultent naturellement de l'engorgement des vaisseaux cérébraux incapables de réagir sur les liquides, dont l'afflux considérable a été déterminé par l'irritation. C'est ainsi que j'expliquerais la paralysie avec démence, qui termine la plupart des aliénations mentales, et à laquelle succombent presque tous les ivrognes. » Dans le passage suivant, Royer-Collard est plus précis : « Une terminaison cruelle et très-commune en pareil cas, est celle qui termine la paralysie des aliénés, si bien décrite et expliquée par M. le docteur Calmeil. Sur 62 observations de paralysie générale observées chez les aliénés et ayant donné lieu à la mort, ce savant médecin en a noté 17 dans son ouvrage, évidemment produites par des excès de boissons alcooliques. » On voit en même temps, d'après ce passage, comment M. Calmeil, dès 1826, était arrivé au même résultat par l'étude clinique et les relevés de la statistique.

Dans les quelques lignes qui suivent, Royer-Collard nous dit encore avec non moins de précision : « Les symptômes de cette affection (alcoolisme chronique) se calment, pour l'ordinaire, avec une certaine facilité, au moins une première, une seconde fois; mais le cerveau peut être pris d'inflammation aussitôt que ce délire éclate, et la paralysie générale s'établir dès lors, sans offrir ensuite aucune intermission. »

Enfin, dans son *Traité de Nosographie médicale* (1846), M. Bouillaud écrit : « Lorsque, de simple irritation, la lésion combinée du cerveau et du cervelet produite par l'abus des boissons spiritueuses passe à l'état d'inflammation réelle, affectant une marche plus ou moins chronique, au tremblement général, signalé tout à l'heure, succède *cette paralysie générale* spéciale sur laquelle M. Calmeil a publié une excellente monographie. »

A partir de cette époque, la science peut être considérée comme fixée, non-seulement sur l'existence, mais encore sur la pathogénie et l'anatomie pathologique de la paralysie et de la démence de cause alcoolique.

Il était réservé à la méthode numérique de nous éclairer sur le degré de fréquence de cette terminaison de l'alcoolisme et sur les progrès croissants de la folie alcoolique, par suite de l'abus de plus en plus répandu de l'alcool. C'est à ce double point de vue que nous examinerons les documents statistiques que nous avons trouvés épars dans les auteurs, et ceux que nous avons recueillis nous-mêmes pendant notre internat à la maison de Charenton.

2° *De la fréquence des diverses espèces de folie de cause alcoolique.* — Dans la statistique de Calmeil, que nous avons citée plus haut, on trouve que, sur 62 cas de paralysie générale observés par lui, il y en avait 17 qui devaient être manifestement attribués à des excès de boissons alcooliques : soit 27,42 p. 100; proportion énorme pour une époque (1826) où l'abus de boissons fortes, et plus particulièrement l'abus de l'eau-de-vie, était peu répandu en France. Aussi faut-il tenir grand compte de ce que, dans cette statistique, Calmeil n'a eu en vue qu'une seule espèce d'aliénation mentale, celle qui est aujourd'hui connue sous le nom de paralysie générale des aliénés.

Dans les statistiques suivantes, au contraire, on fait entrer en ligne de compte toutes les variétés d'aliénation mentale; aussi les résultats sont-ils plus comparables.

Sur 1,079 aliénés entrés à Bicêtre de 1806 à 1813, on trouve 126 cas d'alcoolisme : soit 11,7 p. 100 environ.

Deboutteville et Parchappe, dans un relevé des cas d'aliénation mentale observés dans l'asile d'aliénés de la Seine-Inférieure, depuis le 11 juillet 1825 jusqu'au 31 décembre 1843, ont trouvé que la proportion des excès alcooliques, par rapport aux autres causes, était de 28 pour 100.

Sur un relevé de 5,238 cas d'aliénation mentale fait à l'hospice de Bicêtre, M. Contesse a trouvé 1,000 cas d'alcoolisme : soit 19,09 pour 100.

Sur 1,595 cas d'aliénation mentale observés par M. le docteur Archambault, à l'asile de Mareville, les excès alcooliques ont été incriminés cent quinze fois (Archambault cité par Motet, 1859) : soit 7,21 pour 100. Cette proportion est une des plus faibles.

Sur 1,557 aliénés observés par Esquirol, de 1826 à 1835, à la maison de Charenton, 134 avaient perdu la raison par l'abus des liqueurs fortes : soit 8,6 pour 100.

De 1857 à 1864 il est entré, dans la même maison, 1,146 aliénés, et, sur ce nombre, M. Lagarosse a compté 277 cas d'abus alcooliques : soit 24 pour 100.

Sur 643 aliénés hommes admis et traités pour la première fois dans la maison de Charenton, de 1865 à 1870, nous avons constaté 182 cas de folie alcoolique : soit 27,87 pour 100.

Voici la proportion pour chacune de ces années :

En 1865, sur 84 aliénés, nous trouvons 22 alcooliques : soit 26,19 pour 100.

En 1866, sur 110 aliénés, nous trouvons 43 alcooliques : soit 39,09 pour 100.

En 1867, sur 99 aliénés, nous trouvons 21 alcooliques : soit 21,21 pour 100.

En 1868, sur 106 aliénés, nous trouvons 29 alcooliques : soit 27,35 pour 100.

En 1869, sur 124 aliénés, nous trouvons 30 alcooliques : soit 24,20 pour 100.

En 1870, sur 130 aliénés, nous trouvons 37 alcooliques : soit 28,45 pour 100.

M. Morel, de Saint-Yon, sur 1,000 aliénés, a trouvé 200 alcooliques : soit 5 pour 100, proportion encore plus faible que celle obtenue par Archambault.

L'aliénation mentale de cause alcoolique est moins fréquente chez la femme ; cependant, sur 264 aliénées observées par Esquirol à l'hospice de la Salpêtrière, l'éminent aliéniste en compte jusqu'à 26 qui auraient perdu la raison par l'abus du vin. Cette proportion, d'un dixième environ, nous la croyons exagérée ; on verra, du reste, qu'elle est en contradiction avec les résultats fournis par la statistique générale de France.

De son côté, Royer-Collard, sur 150 femmes en démence, en a compté 6 qui étaient tombées dans leur triste état par l'abus de l'eau-de-vie ; soit 4 pour 100. Ce résultat est encore au-dessus de la moyenne donnée par le même recueil, mais il faut tenir compte de ce que, dans la statistique de Royer-Collard, il n'est question que de la démence et non de l'aliénation mentale, en général.

La fréquence de la folie de cause alcoolique est très-variable en France, suivant les départements. On peut dire qu'en général les excès alcooliques sont plus fréquents dans la zone du Nord que dans celle du Midi. La Seine-Inférieure, le Calvados, la Manche, le Pas-de-Calais, les Côtes-du-Nord, le Finistère, la Meurthe, les Vosges sont les départements où l'alcoolisme paraît être le plus répandu. En effet, tandis que, dans le Midi, la proportion est à peine de 2, ½ pour 100 par rapport au nombre total des aliénés (Lagarosse, thèse de Paris, 1864), dans l'Est, cette moyenne s'élève à 10 pour 100 (Morel de Saint-Yon). Cette proportion est encore plus élevée dans le Nord ;

dans la Seine-Inférieure, elle atteint le chiffre de 28 pour 100. Nous verrons encore ce rapport augmenter et arriver à 41 pour 100 dans la Mayenne et à 37 pour 100 dans le Finistère (Lunier).

Le nombre de folies alcooliques est également fort élevé en Angleterre, en Suède et en Allemagne. En Angleterre, sur 12,007 cas de folie, Carpenter en a compté 1,799 qui reconnaissaient pour cause l'abus de l'alcool; soit 15 pour 100 environ; cette proportion pourra paraître faible, relativement à quelques-uns des chiffres que nous venons de donner pour la France; mais il faut remarquer que la statistique de Carpenter est antérieure à 1850; or, à cette époque, la moyenne pour la France ne dépassait pas 14,42 pour 100, en ne prenant que les hommes; elle était de 8,80 pour 100 en prenant les deux sexes. En Suède, l'alcoolisme produit le tiers des aliénés qui peuplent les asiles; à Berlin, Casper nous apprend, dans un rapport officiel, que le tiers des aliénés des basses classes étaient tombés dans ce triste état par suite d'excès alcooliques.

Ce dernier rapport, pour le dire en passant, nous paraît fort raisonnable; 33,33 pour 100, lors même qu'il ne s'agit que des *basses classes*, mais c'est déjà quelque chose; cela pourrait même donner à penser que l'équilibre des cerveaux Teutons n'est guère plus stable, quoi qu'on en ait dit, que celui des cerveaux Français.

3° *Accroissement progressif du nombre des cas d'aliénation mentale, de cause alcoolique.* — Cet accroissement se trouve signalé par tous ceux qui, dans ces dernières années, se sont occupés de la question. Si nous voulions faire des citations, nous n'aurions que l'embarras du choix; nous aimons mieux prouver tout simplement la chose par les données de la statistique.

Pour arriver à ce but, nous ne prendrons, dans les divers documents épars dans les ouvrages, que les chiffres susceptibles de donner des résultats comparables, c'est-à-dire ceux qu'on a recueillis dans le même milieu, à des époques différentes.

Certains d'entre eux ont été déjà reproduits par nous dans le paragraphe précédent; nous n'hésitons pas cependant à les reprendre, afin de mieux en déterminer la signification au point de vue qui nous occupe actuellement.

Prenons d'abord Bicêtre. Les pensionnaires de cet asile se sont toujours recrutés dans les mêmes classes de la société; les chiffres consultés à diverses époques donneront donc des résultats parfaitement comparables. Or, en comparant les chiffres que nous avons déjà donnés ci-dessus, nous voyons que la proportion des aliénés alcooliques, qui n'était que de 11,7 ·pour 100 de 1806 à 1813, s'est élevé à 19,09 pour 100 de 1813 à 1852. Dans un relevé de sept années, de 1855 à 1862, M. le docteur Contesse a trouvé que la proportion, qui n'était que 12,78 pour 100 au commencement de cette période, s'était élevé à 25,24 pour 100 pour 1862.

Les résultats statistiques obtenus à Charenton sont non moins probants : de 1826 à 1835, la proportion des aliénés alcooliques était de 8,6 pour 100; de 1857 à 1864, elle est de 24 pour 100.

Les chiffres que nous avons relevés pendant notre internat nous montrent que la progression continue. — En 1865, en effet, nous avons compté 22 alcooliques sur 84 aliénés, soit une moyenne de 26,19 pour 100. En 1870, nous trouvons 37 alcooliques sur 130 aliénés, soit une moyenne de 28,45 pour 100; soit une augmentation de 2,26 pour 100 en faveur des excès alcooliques, pour une période de six années.

En 1870, sur 1,460 aliénés entrés dans les divers asiles du département de la Seine, 377 étaient alcooliques (Magnan et Bouchereau), soit 28,55 pour 100.

En 1871, le chiffre total des entrées, d'après les mêmes auteurs, a été de 1,128, dont 291 alcooliques, soit 27,89 pour 100, chiffre un peu inférieur au précédent, mais qui n'en diffère pas d'une manière sensible.

Pendant les mêmes années, il est entré dans les asiles de la Seine 1,059 femmes aliénées, dont 64 alcooliques, en 1870, et 1,070, dont 61 alcooliques, en 1871; soit une proportion de 6,06 pour 100 pour l'année 1870, et 5,90 pour 100 en 1871.

Les résultats obtenus par M. Lunier dans les départements sont encore plus effrayants. Les recherches ont porté sur douze départements, dont neuf appartiennent à la région Nord-Ouest et trois à la région de l'Est. Dans chacun d'eux, M. l'Inspecteur général du service des aliénés a noté comparativement à vingt ans de distance, d'un côté, le chiffre d'alcool consommé en moyenne par chaque habitant, et de l'autre, les cas de folie déterminés par les excès alcooliques.

Dans le département de la Sarthe, la consommation du vin a doublé; celle de l'eau-de-vie a quadruplé de 1856 à 1869; en 1856, le nombre des cas de folie alcoolique était de 5 pour 100; il était de 15 pour 100 en 1869.

Dans la Mayenne, la moyenne de la consommation de l'eau-de-vie était de 2 litres 29 par tête en 1847; elle s'élevait à 4 litres 87 en 1869. Le nombre des cas de folie alcoolique, qui était de 13,54 pour 100 de 1856 à 1858, est monté à 22,27 pour 100, en tenant compte des deux sexes, de 1868 à 1870, et à la proportion réellement énorme de 41 *pour* 100 si l'on ne tient compte que des hommes.

Dans le Finistère, la consommation de l'alcool est arrivée de 2 litres 85 en 1849, à 4 litres 78 en 1869. Dans ce département, on compte deux asiles : celui de Quimper, exclusivement destiné aux hommes, et celui de Morlaix pour les femmes.

Dans le premier de ces asiles, la proportion des cas de folie alcoolique était de 28 pour 100 dans la première période, de 35 pour 100 dans la seconde. Dans l'asile de Morlaix, les cas de folie alcoolique *chez les femmes*, qui ne figuraient que pour 2 pour 100 dans la statistique générale en 1849, se sont élevés en 1869 au chiffre énorme de 12,50 pour 100; ils avaient sextuplé.

Si, à ces chiffres, comme le fait remarquer M. Lunier, on ajoute le nombre des idiots, des imbéciles, et les faibles d'esprit conçus en état d'ivresse ou nés de parents épuisés par les excès alcooliques, on arrive facilement à 50 aliénés pour 100, dont la maladie reconnaît pour cause l'alcoolisme.

Nous terminerons là nos citations. Aussi bien, les chiffres que nous venons de reproduire nous paraissent démontrer d'une manière plus que suffisante l'influence trop rapidement croissante, hélas! de l'alcoolisme comme cause d'aliénation mentale.

Nous ne croyons pas toutefois devoir terminer cette partie de notre sujet sans faire quelques réserves, dont on comprendra sans peine l'utilité et la portée.

De ce que, sur un chiffre donné d'aliénés, on compte un certain nombre d'alcooliques, on ne saurait conclure que l'abus de l'alcool a été, je ne dirai pas la cause exclusive, mais même la cause déterminante principale de l'aliénation mentale. Nous croyons. pour notre part, que l'influence des boissons spiritueuses a été exagérée, dans un but louable, sans doute, mais enfin exagérée au moins dans quelques statistiques brutes, que nous avons cru devoir reproduire. Il suffit, pour s'en convaincre, de lire attentivement un certain nombre d'observations détaillées de folie alcoolique aiguë, de paralysie ou de démence alcoolique. Il n'est pas rare, lorsque les antécédents du sujet ont été recherchés avec soin, de trouver l'aliénation mentale chez les ascendants ou les collatéraux ou l'existence d'une maladie grave, telle que la fièvre typhoïde, dans les commémoratifs personnels.

Malheureusement, nous manquons, et l'on manquera probablement longtemps encore, des documents nécessaires pour élucider ce point de la question. On pourrait, il est vrai, invoquer l'analogie et rappeler, par exemple, l'influence considérable attribuée pendant plusieurs années aux révolutions, comme cause occasionnelle de la folie.

L'observation des faits a réduit à leur véritable valeur ces exagérations, en démontrant que les révolutions ne rendaient fous que les individus prédisposés, et qu'elles ne faisaient qu'avancer la manifestation des troubles de l'intelligence. Mais il serait pour le moins imprudent de nous aventurer plus loin sur ce terrain. L'analogie est, sans doute, une excellente chose; cependant, elle est de celles dont on a dit avec raison que « des meilleures il ne .faut pas abuser. »

§ II.

ANATOMIE ET PHYSIOLOGIE PATHOLOGIQUE.

L'alcool, introduit dans la circulation générale, se

trouve bientôt porté au contact des tissus et des éléments
anatomiques qui les constituent; il augmente d'abord leur
action physiologique; à une dose plus élevée, il la pervertit,
à haute dose enfin, il la diminue ou l'annihile. Cette action
des boissons spiritueuses sur les organes en général n'est
nulle part plus manifeste que lorsqu'on l'envisage dans le
système nerveux.

Prenons en effet l'homme qui s'enivre, et passons en
revue les diverses phases par lesquelles il passe avant de
devenir ivre-mort, comme on dit vulgairement. Au début,
il éprouve une légère excitation, un sentiment de plénitude
et de bien-être; une gaîté bruyante éclate; les chagrins,
les préoccupations s'évanouissent; sa mémoire est plus
fidèle, son imagination plus vive, ses facultés intellectuelles
plus actives. Ses sentiments s'épanchent avec plus de facilité; au moral comme au physique, il est plus dispos, plus
alerte. Tel est le premier degré ou période d'excitation.

Cependant il continue à boire, les idées se pressent
davantage, se succèdent avec désordre, les raisonnements
jusqu'alors rapides et lumineux deviennent lents et obscurs;
la raison s'égare, se pervertit. A partir de ce moment, la
volonté n'agit plus ou n'agit qu'incomplètement; il ne
reste plus que cet ensemble de qualités et de défauts qui
constituent ce que l'on appelle le caractère de la personne,
qualités et défauts qui se manifestent avec d'autant plus
d'exagération que tout frein leur a été enlevé. *In vino
veritas*, a-t-on dit, l'ivresse nous donne le portrait moral
et intellectuel de l'individu, il serait plus exact de dire
qu'elle nous en offre la caricature. — Encore cette règle
est-elle trop rigoureuse. On sait, en effet, que la nature

des boissons qui ont produit l'ivresse n'est pas sans influence sur les diverses formes que celle-ci peut revêtir. L'ivresse de l'eau-de-vie n'est pas celle du vin, pas plus que celle de la bière n'est celle de l'absinthe. — C'est le second degré ou période de perversion.

La dose du poison est-elle plus forte, à la confusion et à l'incohérence des idées viennent se joindre les hallucinations, principalement celles de la vue et de l'ouïe, les fausses perceptions auxquelles succéderont bientôt les phénomènes de dépression; la langue s'embarrasse, la parole devient pâteuse, les membres inférieurs s'affaiblissent au point de ne pouvoir plus supporter le poids du corps, la tête devenue trop lourde pour les muscles du cou retombe, le regard devient atone, l'intelligence s'obscurcit de plus en plus et enfin l'individu tombe dans le coma. C'est le troisième degré ou période de dépression.

Quel est cependant l'état anatomique du cerveau? Ses divers éléments sont imprégnés par l'alcool, qui ne s'élimine que lentement; l'excitation déterminée par la présence de cet agent amène la congestion ; pendant la vie, les artères carotides et leurs ramifications battent avec force, après la mort, on trouve une congestion très-marquée des méninges encéphaliques, surtout au niveau de la convexité des hémisphères, les ventricules peuvent être le siége d'un épanchement de sérosité plus ou moins abondante. Cette sérosité, ainsi que la substance cérébrale elle-même, contient de l'alcool, dont la présence est facilement démontrée non-seulement par les réactions chimiques, mais encore par l'odeur qu'exhale le liquide.

La congestion, avons-nous dit, a son maximum d'intensité au niveau de la convexité des hémisphères ; cela est vrai pour l'alcoolisme proprement dit.

D'après MM. Magnan et Challand, il n'en serait pas de même dans l'absinthisme ; l'ivresse produite par la liqueur d'absinthe est une ivresse complexe ; elle comprend deux ordres de phénomènes, les uns très-nettement attribuables à l'alcool et qui ne diffèrent pas de ceux que nous venons d'exposer, les autres dus à l'essence d'absinthe. Ces derniers consistent en des accidents convulsifs, susceptibles de se grouper de manière à reproduire l'attaque complète d'épilepsie, d'où le nom *d'épilepsie absinthique* sous lequel ils sont aujourd'hui assez généralement désignés. La légitimité de ce dédoublement de l'ivresse produite par la liqueur d'absinthe a été mise hors de doute par l'expérimentation ; c'est ainsi que l'épilepsie absinthique isolée de tout phénomène d'alcoolisme a pu être observée chez des chiens à la suite de l'administration de l'essence d'absinthe. Or, M. Challand a trouvé, à l'autopsie, que, chez les animaux ainsi intoxiqués, la congestion, au lieu d'avoir son siége de prédilection à la convexité des hémisphères, présentait son *summum* d'intensité au niveau de la moelle allongée, et plus particulièrement au niveau du bulbe. Ainsi s'expliquerait pour lui la pathogénie de l'épilepsie absinthique, pathogénie qui rappelle de fort près celle donnée par M. Brown-Séquart, pour les convulsions en général. Le petit nombre d'expériences, publiées par M. Challand à l'appui de ce fait, ne justifie que trop la réserve dans laquelle l'auteur lui-même a cru devoir rester ; nous ne pouvons mieux faire que de l'imiter.

Dans l'alcoolisme chronique, la nature des accidents est la même au fond. On trouve toujours, comme dans l'alcoolisme aigu, *l'excitation, la perversion et la dépression* ; seulement, les accidents ont pris plus de gravité et ils ne se présentent plus avec la même régularité, pour disparaître aussi rapidement.

L'abus prolongé des liqueurs alcooliques commence par jeter les centres nerveux dans un état d'excitation plus ou moins marquée; tant que cet état ne dépasse pas certaines limites, il est plutôt favorable qu'utile au fonctionnement physiologique du système cérébral ; aussi les buveurs ne manquent pas de le rechercher, dès qu'il a disparu, faute d'alcool. Cette boisson spiritueuse, en effet, devient à un certain moment un excitant nécessaire ; la substance nerveuse est devenue paresseuse, elle a besoin, pour agir avec une certaine activité, d'un stimulus artificiel. Combien de poëtes, combien d'écrivains ne pourrait-on pas compter, qui ont été plus souvent inspirés par Bacchus que par les Muses ou par Apollon? Pour ne citer que ceux-là, les écrivains de la Bohême ont été plus souvent s'abreuver au tonneau du cabaret qu'aux sources démodées de l'Hippocrène.

Mais bientôt, l'abus continuant, et il continue presque infailliblement, à l'excitation succède la perversion ou, pour parler plus exactement, l'une alterne avec l'autre, et tout se termine par la dépression. Les accidents que l'on observe à cette époque, que nous appellerons période *de l'alcoolisme confirmé*, sont de deux ordres : des accidents aigus et des accidents chroniques.

Parmi les accidents aigus figurent le *delirium tremens*, la folie *alcoolique aiguë* et certaines particularités que présente l'ivresse elle-même chez les ivrognes de profession.

Quel est, à ce moment, l'état anatomique du cerveau ? Dans certains cas de delirium tremens, l'autopsie n'a pas donné de résultat. La substance nerveuse ne présentait pas de lésions appréciables, et la congestion, lorsqu'on l'a observée, pouvait aussi bien s'expliquer par les troubles asphyxiques de l'agonie que par une irritation fluxionnaire préexistante. Aussi croyons-nous devoir adopter l'opinion émise par bon nombre d'auteurs et soutenue encore récemment, avec autant de talent que de conviction, par M. le professeur Gubler que, dans bon nombre de cas, au moins, le delirium tremens est une névrose de cause toxique.

Mais il n'en est plus de même lorsque les centres nerveux ont été depuis longtemps irrités par l'abus des boissons alcooliques; à un moment donné, à une époque variable, suivant les individus, et aussi selon le degré de concentration des liqueurs absorbées, le cerveau, la moelle et leurs membranes d'enveloppe deviennent le siége de lésions plus ou moins profondes sur la nature desquelles il est nécessaire d'être bien édifié, si l'on veut se mettre en mesure d'interpréter convenablement les accidents toujours graves, souvent redoutables, de l'alcoolisme chronique.

La dure-mère qui, au début, ne se congestionnait que d'une manière passagère, à la suite de chaque excès, devient le siége d'une congestion chronique; plus tard elle s'enflamme; sa face interne se recouvre de fausses membranes minces, celluleuses, souvent feuilletées et susceptibles de parvenir à un degré d'organisation relativement avancée; des vaisseaux de nouvelle formation apparaissent dans leur épaisseur, et, comme ils ont des parois incomplètement développées et par cela même minces et friables, ils se rompent souvent, sous l'influence d'un raptus congestif incapable d'ailleurs d'amener la rupture des vaisseaux normaux. De là des hémorrhagies circonscrites (hématomes de la dure-mère) ou diffuses (hémorrhagies méningées proprement dites) avec leurs conséquences (attaques épileptiformes, attaques apoplectiformes).

L'arachnoïde et la pie-mère deviennent, de leur côté, le siége d'un processus irritatif analogue. Les lésions ont pour siége de prédilection la convexité des hémisphères cérébraux. A ce niveau, l'arachnoïde a perdu par places sa transparence, elle est devenue opaline ; ces changements de couleur et d'épaisseur se présentent sous forme de bandes ou de lignes qui suivent assez régulièrement la direction des vaisseaux qui rampent dans les anfractuosités.

La pie-mère est également épaissie et congestionnée ; ses vaisseaux, et surtout les veines, sont gorgés de sang, sinueux et même variqueux ; ses mailles sont infiltrées de sérosité en plus ou moins grande quantité, et celle-ci exhale, lorsque le dernier excès ne remonte pas à plus de deux ou trois jours, une odeur prononcée d'alcool.

Mais les lésions les plus importantes, sans contredit, sont celles que l'on observe dans la substance cérébrale elle-même. La masse encéphalique devient le siége d'un double processus, un processus irritatif qui aboutit à l'induration inflammatoire, et un processus destructif dont le dernier terme est la dégénérescence granulo-graisseuse des éléments nerveux.

Les lésions paraissent débuter par les parois des petits vaisseaux qui pénètrent dans la substance nerveuse ; il y a d'abord multiplication des noyaux le long de ces parois et ensuite dégénérescence granuleuse, et plus tard graisseuse des éléments cellulaires. Par suite de ces altérations du système vasculaire, les éléments nerveux, déjà irrités par la présence de l'alcool, sont mal nourris, ils s'altèrent à leur tour ; ceux d'entre eux qui entourent les vaisseaux malades s'infiltrent de granulations protéiques et ensuite de granulations graisseuses réfractant fortement la lumière et finissent enfin par tomber en *deliquium*. Cependant le mal se propage ; du pourtour des vaisseaux il s'étend plus ou moins loin, et, à un moment donné, la masse cérébrale transformée en grande partie en des produits de régression devient incapable de fonctionner, la démence arrive d'une manière fatale. Mais, hâtons-nous de le dire, aux époques mêmes où les lésions sont très-avancées, la transformation de la substance nerveuse n'est que partielle ; des éléments restent encore qui ne sont que très-peu ou qui ne sont pas altérés ; ils peuvent, à de certains moments, sous l'influence d'une de ces exacerbations aiguës ou sub-aiguës si fréquentes dans toutes les phlegmasies chroniques, devenir le siége d'une irritation fonctionnelle ; ainsi s'expliquent ces accès de manie aiguë ou sub-aiguë qui viennent, de temps à autre, interrompre la marche essentiellement torpide de la démence. Telle est, en résumé, l'histoire de la dégénérescence granulo-graisseuse.

Mais, à côté du processus destructif, se produit, avons-nous dit, un autre processus, un processus irritatif. Sous l'influence de congestions répétées qui finissent par laisser après elles une congestion chronique, l'inflammation s'établit. Le tissu conjonctif (névroglie) épars dans la masse cérébrale prolifère et subit plus tard la rétraction, qui s'empare fatalement de lui lorsqu'il est d'origine inflammatoire, ou qu'il s'est multiplié sous l'influence de l'inflammation. Les circonvolutions cérébrales, fortement adhérentes à la pie-mère, sont diminuées de volume, de couleur gris-sale, indurées, comme si elles avaient macéré dans l'alcool. De leur côté, les éléments nerveux, comprimés et étouffés dans les mailles du tissu rétracté, subissent la dégénérescence granulo-graisseuse. A ce processus irritatif, qui se termine lui aussi par la transformation granulo-graisseuse des éléments nerveux, correspondent les symptômes bien connus de la paralysie générale progressive des aliénés, dont l'irritation du début trahit l'existence du processus irritatif, tandis que la démence de la dernière période annonce la mort granulo-graisseuse des cellules nerveuses.

Ces deux processus marchent souvent de pair; mais ordinairement l'un ou l'autre domine et donne son cachet à la maladie. Quoi qu'il en soit, le siége de prédilection est toujours le même ; les lésions sont d'autant plus prononcées que les parties sont plus riches en vaisseaux; les circonvolutions sont les premières atteintes; viennent ensuite les diverses masses de substance grise éparses dans le cerveau, et plus particulièrement les couches optiques et les corps striés ; ces derniers sont souvent aplatis, déformés, la cavité des ventricules se trouve augmentée, et, comme le vide ne saurait exister dans l'intérieur de la boîte crânienne, ceux-ci deviennent le siége d'une hydropisie *ex vacuo*, hydropisie qu'on rencontre également dans la grande cavité sous-arachnoïdienne.

Ainsi congestion chronique avec exacerbations aiguës ou sub-aiguës, encéphalite scléreuse et dégénérescence granulo-graisseuse, telles sont, en peu de mots, les lésions de l'alcoolisme chronique. A ces lésions correspondent diverses formes d'aliénation mentale ; le *delirium tremens*, la folie alcoolique aiguë et sub-aiguë, la paralysie générale des aliénés et la démence. Quant aux attaques épileptiformes ou apoplectiformes, elles trouvent leur explication naturelle, soit dans les lésions des méninges, soit dans les raptus congestifs partiels dont le cerveau est si souvent le siége.

Nous avons parlé plus haut des recherches faites par Marcé et continuées par son élève M. Magnan et par M. Challand, dans le but d'étudier et expliquer les accidents convulsifs (épilepsie absinthique) produits par la liqueur d'absinthe ; nous n'y reviendrons pas ici.

Les lésions de la moelle ont été moins étudiées ; elles sont toutefois assez connues pour qu'on puisse dire, d'une manière générale, qu'elles sont de même nature que celles de l'encéphale. C'est ainsi qu'on a observé dans la moelle, comme dans ce dernier : la congestion, la sclérose (myélite scléreuse) et le ramollissement (dégénérescence granulo-graisseuse).

§ III.

DIVERSES FORMES D'ALIÉNATION MENTALE DE CAUSE ALCOOLIQUE.

A. Formes aiguës. — *Folie alcoolique aiguë.* — La folie alcoolique aiguë est assez fréquente. Sur 5,238 aliénés de tout genre, traités à l'hospice de Bicêtre, M. le docteur Contesse en a compté 1,000 qui étaient tombés dans leur triste état à la suite d'excès alcooliques ; et sur ces 1,000, 453 étaient atteints de folie alcoolique aiguë ; soit près de la moitié. Dans le relevé fait par M. Lagarosse, à la maison de Charenton, la fréquence de la folie alcoolique aiguë est, au contraire, beaucoup moindre. En effet, cet auteur a trouvé 17 cas à peine de folie alcoolique aiguë sur 83 cas de folie alcoolique de diverses formes ; soit seulement $\frac{1}{5}$. Cette différence s'explique en partie ; les pensionnaires de la maison de Charenton appartiennent, en général, aux classes aisées de la société ; ces malades atteints de manie alcoolique aiguë sont le plus souvent soignés à domicile et, s'ils viennent plus tard à Charenton ce n'est que lorsque l'état aigu a disparu et que les soins prodigués dans leur famille deviennent insuffisants. Les malades de Bicêtre, au contraire, se recrutent dans les classes ouvrières et par conséquent peu fortunées. Ces malheureux surpris par le vin et en proie à un accès de folie alcoolique aiguë sont souvent ramassés dans la rue, amenés à la préfecture de police et de là transportés dans les divers hôpitaux pour y recevoir les soins que réclame leur état. De ces divers établissements hospitaliers ils sont ensuite transférés à Bicêtre ou ailleurs, en vertu d'un certificat d'aliénation mentale, que le chef de service a délivré dans leur intérêt, comme dans celui des autres malades.

D'un autre côté, on pourrait encore expliquer cette différence par une erreur de chiffre. En effet, dans son relevé, M. Contesse n'a tenu compte que du nombre des entrées, tandis que M. le docteur Lagarosse n'a compté que les individus. Or, on sait qu'un alcoolique peut entrer dans un asile plusieurs fois dans la même année pour des accès de manie.

Sous le nom générique de *folie alcoolique aiguë*, nous comprenons avec M. le docteur Lagarosse (thèse de Paris 1864), le delirium tremens, la manie alcoolique aiguë, la lypémanie alcoolique aiguë et la stupidité alcoolique. Ces diverses formes ne diffèrent les unes des autres que par le mode des troubles intellectuels; le plus grand nombre des caractères leur appartiennent en commun.

Au point de vue étiologique, elles sont toutes des manifestations aiguës de l'intoxication chronique produite par l'abus de l'alcool; jamais, comme le dit fort bien M. Lagarosse, l'on n'a observé la folie alcoolique aiguë chez un homme sobre. Elles apparaissent rarement sans cause déterminante appréciable ; tantôt c'est une maladie fébrile, telle que la pneumonie, l'embarras gastrique, qui détermine l'explosion des accidents du *delirium tremens* ; d'autres fois et cela plus souvent qu'on ne le croit généralement, celui-ci survient comme complication de la convalescence des maladies ; on l'observe encore à la suite du traumatisme à tous les degrés, depuis la simple contusion jusqu'aux écrasements des membres ; plus rarement, il est produit par la privation de l'alcool devenu, par l'effet de l'habitude, un excitant nécessaire des centres nerveux ; très-souvent enfin il apparaît à la suite de libations répétées. La manie alcoolique aiguë se produit dans les mêmes conditions ; tandis que la lypémanie et la stupidité reconnaissent fréquemment comme cause déterminante ou occasionnelle les émotions morales, les chagrins, les revers de fortune, etc. Il n'est pas jusqu'à l'époque de l'année où elles apparaissent avec plus de fréquence, qui ne leur soit commune. D'après les médecins danois, le *delirium tremens* règne, surtout au printemps, sous forme épidémique. La plupart des 456 observations recueillies à Copenhague, de 1826 à 1829 par Bang, se rapportent aux mois de mai et de juin, et dans la même capitale, Hocgh-Guldberg a noté, de 1830 à 1832, que le mois de mai avait offert à lui seul plus de cas que les autres mois. Enfin Barckausen assure que ses confrères et lui n'ont presque jamais rencontré un cas isolé de *delirium tremens* ; qu'en général, au contraire, on voit, notamment au commencement de mai, ces accidents se produire par un certain nombre de cas simultanés, après une période pendant laquelle on n'en constatait aucun. Or, M. Lagarosse qui n'a pu observer à Charenton que des cas de folie alcoolique aiguë proprement dite, a également constaté que le maximum des entrés correspondait aux mois de mars, avril, mai et juin et surtout aux mois d'avril et mai.

Nous nous sommes demandé si cette fréquence plus grande des entrées au printemps n'appartiendrait pas plutôt à l'aliénation mentale en général qu'à la folie alcoolique en particulier. La statistique des admissions en France de 1856 à 1860 nous a démontré qu'il n'en était rien ; au lieu de commencer de s'élever en mars pour diminuer à partir du mois de juin, le chiffre des entrées ne s'élève qu'en mai pour redescendre en août.

L'analogie est encore plus marquée au point de vue symptômatique. Les troubles intellectuels reconnaissent pour cause, dans l'immense majorité des cas, des hallucinations sensorielles, et plus particulièrement, pour ne pas dire presque exclusivement, des hallucinations de la vue et de l'ouïe.

Ces hallucinations présentent des caractères particuliers qui, par leur constance au moins relative, et par leur valeur diagnostique, méritent d'être pris en très-sérieuse considération.

1° Elles sont presque toujours de nature pénible. L'alcoolique qui en est atteint voit passer devant les yeux des objets effrayants ou repoussants, des hommes armés, des animaux dégoutants ; il aperçoit des gens embusqués, ou encore mille obstacles qui viennent détruire ou compromettre le fruit de son travail ; il entend des voix menaçantes, des reproches, les cris de ses parents ou de ses proches qui, dans un danger imminent, l'appellent à leur secours, etc. Ce caractère pénible des hallucinations n'est pas constant, à rigoureusement parler. Dans un certain nombre de cas, en effet, l'alcoolique voit ou entend des choses agréables ; tantôt c'est une musique délicieuse qui

flatte son oreille, d'autres fois ce sont des bosquets mer-
veilleux avec des cascades qui réjouissent sa vue ; d'autres
fois encore Bacchus évoque Vénus, et l'alcoolique est sous
le charme des beautés enchanteresses qu'il voit, qu'il entend ou qui lui prodiguent leurs faveurs ; ce qui forme un
singulier contraste avec l'impuissance génitale absolue ou
relative dont il est frappé. Mais, comme le fait remarquer
avec raison M. Magnan, ces hallucinations agréables, qui
constituent ce que Roesch a cru devoir désigner par le
mot hybride d'*aménomanie*, sont essentiellement passa-
gères, et ne tardent pas à faire place aux hallucinations
ordinaires avec leur caractère pénible.

2º Le deuxième caractère de ces hallucinations est la
mobilité. Cette mobilité est surtout marquée dans le *delirium tremens* et dans la manie alcoolique aiguë. Les hallucinations, les illusions, les conceptions délirantes qui en
sont le résultat, changent si souvent d'objet, que la parole
n'est plus assez rapide pour les suivre ; le malade commence une conversation, une histoire, un récit ; tout à
coup il s'interrompt, ou plutôt il va toujours de l'avant,
mais il passe à un autre sujet ; il commence un raisonne-
ment, il ne l'achève pas ; à un degré plus avancé , ses
phrases mêmes restent incomplètes. Dans les formes moins
aiguës, cette mobilité existe encore, elle est moins accusée,
mais elle n'en existe pas moins ; prenons, par exemple,
l'alcoolique qui se croit menacé, poursuivi : sa manie de la
persécution diffère de la manie de la persécution systéma-
tisée ; il n'y a plus, comme dans cette dernière, un complot
unique, invariable et si bien édifié, qu'il ne présentera
jamais, d'une époque à une autre, des différences essen-
tielles ; au contraire, les persécuteurs eux-mêmes, les

moyens employés, etc.; changeront d'un moment ou d'un jour à l'autre.

3° Les hallucinations sont souvent en rapport, soit avec les occupations ordinaires de l'individu, soit avec les idées dominantes du moment ou du milieu dans lequel il vit. Sous l'Empire on était poursuivi par les mouchards ; depuis la commune, on trouve souvent la peur des conseils de guerre pour des crimes imaginaires accomplis pendant cette triste époque.

Nous ne décrirons pas ici le *delirium tremens* proprement dit, qu'on n'observe dans nos asiles d'aliénés que comme complication intercurrente des diverses variétés de folie.

a. Manie alcoolique aiguë. — Dans la manie alcoolique aiguë, les hallucinations sensorielles, les illusions et les conceptions délirantes se présentent avec leurs caractères connus, mais avec une extrême intensité. L'accès éclate, soit à la suite d'une orgie ou d'orgies répétées, soit à la suite d'émotions morales, plus rarement sans cause connue. L'individu voit des hommes armés, des agents de police qui le menacent, qui le poursuivent; il s'entend injurier, insulter, accabler de reproches ou d'accusations pour des crimes qu'il n'a pas commis, qu'il sait n'avoir pas commis, souvent aussi pour des crimes imaginaires dont il se croit coupable; ou bien encore, il voit tuer sa femme, ses enfants, il entend leurs cris, leurs plaintes, leurs gémissements; il entre alors en fureur, son agitation est extrême, il s'élance au secours de ses proches, il répond aux injures; il se démène, il s'irrite contre ceux qui veulent le retenir; il en vient même à les prendre pour ses adversaires ou pour des complices, et il peut arriver alors qu'il s'en débarrasse par *l'homicide*. L'homicide alcoolique présente donc un

caractère particulier, il n'est pas comme celui de l'épilepsie,
par exemple, le résultat d'une impulsion dangereuse, irrésistible ; c'est un acte *voulu,* quelquefois même *réfléchi* par
un cerveau troublé. L'alcoolique tue par peur, par instinct
de la conservation personnelle ou de celle de ses proches.
A ses yeux, il est en état de légitime défense.

D'autres fois, au contraire, la scène se termine ou se
trouve brusquement interrompue par le *suicide accidentel.*
Le maniaque fuit devant le danger, il croit échapper par
une porte, il se jette par la fenêtre et se tue ; tel autre, se
croyant poursuivi, se sauve à toutes jambes, il prend le
parapet d'un pont pour un homme qui veut l'arrêter, il le
franchit et tombe dans la Seine. (Magnan).

Tel n'est pas cependant, comme nous le verrons plus
tard, la cause ordinaire du suicide chez les aliénés alcooliques.

OBSERVATION I. — Forme aiguë de l'alcoolisme. Manie alcoolique.

V... (Jean-Baptiste), âgé de 19 ans, célibataire, cultivateur, est entré
dans la maison de Charenton le 30 avril 1875. Ce malade a reçu une
instruction très-élémentaire, il sait à peine lire et écrire ; il est assez
intelligent et bon cultivateur. D'un caractère naturellement doux, il
a toujours vécu dans les meilleurs rapports avec sa famille et ses
amis.

Très-sujet aux épistaxis et aux migraines.

Il y a quatre ans ce malade fut atteint d'une fièvre cérébrale qui
modifia notablement son caractère et amena à sa suite quelques
troubles intellectuels. Cette fièvre fut suivie d'une croissance rapide
accompagnée d'anémie. Dès son jeune âge, M. V. montra un penchant très-marqué pour les boissons alcooliques. Cette tendance s'est
surtout accentuée depuis deux ans, en même temps l'ivresse devient
plus fréquente.

Il y a environ un an, apparition du délire après de nombreux excès
alcooliques, et depuis, tous les mois régulièrement survient un

nouvel accès d'une huitaine de jours à peu près. Pendant son délire, le malade prend en haine ses parents, les injurie, les menace ; il abandonne ses occupations, quitte la maison paternelle, erre à l'aventure, donnant libre carrière à sa passion favorite, l'ivresse. Bientôt il revient brusquement à la raison et reprend son travail.

Dans les premiers temps le délire s'accompagnait de loquacité, mais sans accès de fureur. Plus tard il devint irritable, violent, brutal.

Depuis qu'il commet des excès alcooliques le malade présente fréquemment de l'embarras gastrique, le sommeil est parfois agité. Pas de trouble notable de la sensibilité ; léger affaiblissement musculaire. L'embarras de la parole n'a pas été remarqué.

L'hérédité consultée avec soin n'offre rien à signaler.

1er mai. Dès son entrée dans la maison de Charenton, le malade nous apparaît avec ses idées délirantes. En proie à la plus vive agitation, il gesticule, parle avec violence, crie très-fort, siffle. Il se montre très-grossier, très-insolent, il menace sans cesse de frapper ; tremblement très-prononcé des doigts et de la langue, pupilles égales, fonctions digestives assez bonnes. La fatigue excessive produite par l'excitation de la journée amène une nuit assez calme.

6 mai. L'agitation persiste, toujours les mêmes cris, les mêmes menaces. Le malade présente quelques hallucinations de la vue et de l'ouïe, surtout de la vue ; il est épouvanté par des visions, par la présence d'animaux immondes ; la nuit, d'affreux cauchemars le tiennent éveillé. La plus grande incohérence règne dans ses idées, il parle, il crie sans cesse, il déchire ses vêtements, cherche à frapper les personnes qui l'entourent ; on lui applique la camisole.

10 mai. Le malade présente toujours les mêmes désordres intellectuels, la même confusion règne dans ses discours, ses idées se précipitent en foule, sans cesse incohérentes ; cependant il est moins agité. Il insulte ses camarades, mais il ne menace plus de les frapper ; la nuit est plus calme, les fonctions digestives assez régulières. Les pupilles offrent toujours la même égalité.

17 mai. Amélioration très-sensible. Les idées ne présentent presque plus de traces d'incohérence ; le malade est devenu très-calme, raisonnable. Les nuits deviennent paisibles. On le fait passer à la deuxième division.

26 mai. L'amélioration ne se maintient pas, l'excitation a reparu ;

le malade très-turbulent agace et provoque ses camarades ; on doit lui mettre encore la camisole.

2 juin. La nuit a été très-mauvaise, il a parlé continuellement. On lui administre une douche.

3 juin. L'agitation est excessive, il insulte et frappe ses compagnons d'infortune ; on doit maintenir l'application de la camisole ; il a vociféré pendant toute la nuit. Les hallucinations, les illusions des sens paraissent plus vives, plus actives. On va lui administrer une douche, il plaisante et prétend que ce moyen d'action le trouvera indifférent, impassible ; en effet il demeure le sourire sur les lèvres et la menace à la bouche sous le puissant jet d'eau ; les idées sont redevenues absolument incohérentes ; on le fait passer à la huitième division.

12 juin. Aucune amélioration, fonctions digestives bonnes ; un peu de constipation.

17 juin. Depuis trois jours une nouvelle amélioration s'annonce ; le malade est plus calme ; les idées paraissent associées dans un ordre plus logique, les nuits sont paisibles ; il passe à la troisième division.

21 juin. L'amélioration persiste, il ne menace plus, n'insulte personne, cause volontiers, se montre poli et même aimable. Son langage trahit encore quelque incohérence, les sentiments affectifs semblent se réveiller, il verrait avec plaisir les membres de sa famille ; il s'occupe, travaille, les nuits sont calmes, les digestions normales, le malade paraît marcher vers une guérison prochaine.

10 juillet. L'amélioration fait des progrès ; la plus heureuse modification s'est produite dans le caractère du malade ; il est méconnaissable ; plus de propos injurieux, plus d'actes de brutalité ; il a repris ses habitudes de travail ; il se rend utile, il est devenu affectueux ; on le voit au jardin s'occuper avec ardeur, au billard jouer avec entrain, au salon converser avec plaisir. Au milieu de cette transformation à peu près générale, son intelligence reste inactive, paresseuse, sa physionomie a un peu perdu de son expression. L'état physique est des plus satisfaisants, l'appétit est bon, le sommeil paisible, les pupilles sont toujours égales.

18 juillet. L'état mental du malade considérablement amélioré permet de porter un pronostic favorable ; néanmoins il y a encore un peu de torpeur intellectuelle ; on découvre parfois quelques

.incohérences quand la conversation est longtemps soutenue ; la mémoire n'est pas toujours très-fidèle. Quoiqu'il en soit l'amélioration est évidente et progressive, elle donne un espoir prochain de guérison.

· *b. Forme lypémaniaque.* — La lypémanie est après la manie aiguë, la forme la plus fréquente de la folie alcoolique aiguë ; le malade est en proie à des hallucinations, à des illusions, à des conceptions délirantes qui l'effraient ; il est menacé, persécuté ; il croit qu'on veut l'empoisonner, il est traqué par la police, poursuivi devant les tribunaux pour des crimes dont il se sait innocent ; les hallucinations ne sont pas toujours purement sensorielles ; il sent qu'on le frappe, qu'on le mord, qu'on lui coupe telle ou telle partie du corps ; souvent la scène change, mais le fond du tableau reste toujours le même ; les hallucinations, les illusions, les conceptions délirantes se présentent avec le même caractère de mobilité qui leur est propre, mais il est rare qu'elles ne conservent pas le caractère pénible dont nous avons déjà parlé.

En face de ces menaces qui le torturent, le malade réagit de diverses manières ; tantôt il se contente de les subir avec un certain calme ; il est triste, mais résigné ; d'autres fois, au contraire, sa patience est à bout ; de façon ou d'autre il faut que cela finisse, et alors suivant l'inspiration du moment ou il se suicide, ou il tue ses persécuteurs imaginaires, ou bien encore il se venge, soit en mettant le feu (pyromanie alcoolique), soit plus rarement en volant (kleptomanie alcoolique), etc. Mais nous ne saurions trop le répéter, quels que soient les actes qu'il commet, ces actes sont toujours *réfléchis*, et dans un rapport logique plus ou moins parfait avec les hallucinations, les illusions ou les conceptions délirantes auxquelles il est en proie au moment où il les accomplit.

OBSERVATION II. — Forme aiguë de l'alcoolisme.
Lypémanie alcoolique.

C... (Charles-Albert), âgé de 35 ans, célibataire, exerçant l'état de bijoutier, né et domicilié à Paris, entre pour la première fois le 25 janvier 1875 à la maison nationale de Charenton.

Ce malade a reçu une instruction élémentaire. Il est bon dessinateur, a fait preuve de beaucoup d'intelligence et d'habileté dans l'exercice de sa profession. Il n'a jamais montré d'exagération dans ses idées politiques et ses croyances religieuses. Doué d'un caractère très-doux, il a toujours été bon et affectueux pour ses parents et ses amis. Il a manifesté de bonne heure une tendance toute particulière à suivre les mœurs légères de ses camarades d'atelier.

Ce malade commet fréquemment des excès de boissons.

Depuis la guerre principalement, il boit immodérément à ses repas et s'enivre souvent dans les brasseries. Il a commis également de nombreux excès vénériens. La maladie a débuté le 25 décembre 1874 par des idées hypochondriaques : il se croyait coupable de fautes imaginaires, il s'accusait d'avoir volé; toutes les personnes qu'il rencontrait connaissaient ses crimes et en causaient entr'elles. Il est devenu un objet de honte pour sa famille et ses amis; aussi veut-il mettre fin à ses jours. Enfin, en effet, le 8 janvier 1875, il commet une tentative de suicide. Il se précipite de la fenêtre d'un troisième étage; un arbre sur lequel il tombe amortit sa chute, il reste accroché à ses branches; il en est quitte pour quelques fortes contusions à la suite desquelles il doit garder le lit pendant plusieurs jours.

Le malade, pendant quelque temps, perd ses habitudes alcooliques, le délire disparaît complétement et il reprend son travail. Il y a quelques jours, M. C... se livre à de nouveaux excès de boissons: réapparition de son délire et de ses tendances au suicide. Il abandonne ses affaires, devient triste et cesse de travailler, il veut se donner la mort pour expier ses fautes imaginaires et soustraire les siens à la honte dont il les couvre. Ne pouvant, par suite de la surveillance active dont on l'entoure, mettre à exécution ses projets de suicide, il prie qu'on le conduise chez le commissaire de police pour pouvoir se dénoncer lui-même et subir la condamnation qu'il a méritée.

La mémoire est conservée; les sentiments affectifs ne sont pas modifiés.

Les diverses fonctions sont normales.

Rien à noter du côté des antécédents héréditaires.

27 janvier. Le malade proteste avec énergie contre son incarcération; il répète qu'il n'est pas fou et qu'il ne voit pas en vertu de quel droit on le retient à Charenton. Il continue à se croire coupable de crimes imaginaires : il a volé, il est déshonoré, il doit être puni. Si on essaie de lui démontrer qu'il n'a commis aucun acte répréhensible, il hausse les épaules d'un air de pitié, et répond sur le ton du persifflage qu'il est mieux que personne en état de connaître et de juger ses actions; du reste, ajoute-t-il, tout le monde à Paris a connaissance de ses actes, puisqu'il ne pouvait passer dans les rues sans entendre chacun l'accuser et le condamner. Il ne présente pas d'hésitation, d'embarras de la parole; mais son langage est bref, saccadé; les deux pupilles sont très-mobiles, elles se dilatent et se rétrécissent continuellement avec une grande rapidité, les fonctions digestives sont régulières; bonne tenue.

1er février. Mêmes idées, le malade se promène seul, évite la société de ses compagnons, parle peu, paraît concentré, il répond avec un air sarcastique et dédaigneux, refuse tous les genres d'occupation et de distraction qu'on lui propose; il dit et répète qu'il ne veut et ne désire qu'une seule chose, sa liberté; il proteste énergiquement contre la violence dont il est victime; il n'est pas fou.

Même état des pupilles; fonctions digestives bonnes.

La langue est agitée d'un tremblement très-marqué; les doigts écartés présentent, lorsqu'on lui fait tendre le bras, un tremblement très-notable.

15 février. Mêmes préoccupations; cependant il consent à faire quelques dessins, quelques esquisses, mais il est incapable de reproduire une œuvre de longue haleine. On met à sa disposition des livres de différents genres; il lit peu, ne captive pas son attention, ne finit pas son livre, il n'en demande pas d'autres. Il passe son temps soit assis sur une chaise, sombre et préoccupé, soit à se promener seul la tête baissée, il paraît plongé dans une profonde méditation.

2 mars. Persistance des idées tristes, hypochondriaques. Le malade

se croit toujours coupable, déshonoré, néanmoins, il n'a pas commis de tentative de suicide depuis son admission. Toujours en proie à ses idées mélancoliques, il ne s'occupe pas ; sa tenue ne cesse d'être irréprochable. Ses pupilles présentent toujours la même mobilité, fonctions digestives régulières.

20 mars. Pas d'amélioration, continue à s'accuser de crimes imaginaires, à réclamer sa mise en jugement ; il ne faut pas, dans l'intérêt de la société, que ses forfaits restent impunis. Il demande avec insistance sa mise en liberté.

Même mobilité des pupilles, le tremblement de la langue et des doigts est beaucoup moins manifeste.

12 avril. Le malade demande d'un ton ironique pourquoi on le retient à Charenton ; il répète qu'il n'est pas fou, que ceux-là seuls ne jouissent pas de leur raison qui le retiennent injustement dans cette maison. Il est peut-être moins taciturne que dans ces derniers temps ; il s'occupe plus volontiers, il va avec plaisir à la promenade ou bien consent sans trop de difficulté à aller travailler au jardin. Il a, ces jours-ci, essayé de faire au crayon le portrait de son voisin du dortoir.

Pour la première fois, depuis son admission, il reconnaît qu'il n'a commis aucun acte répréhensible, mais il ne se croit pas moins l'objet des accusations incessantes de tous ceux qui l'entourent.

Son sommeil est calme, les fonctions digestives sont régulières, la pupille est toujours très-mobile, mais ses mouvements sont peut-être moins rapides.

16 avril. Son état présente un mieux sensible, il cause plus facilement, écoute avec plus d'attention, répond avec moins d'ironie et de dédain, il ne réclame plus sa liberté.

19 avril. L'amélioration continue, le malade a complétement laissé de côté le ton sarcastique qui lui est habituel, il cherche de l'occupation, des distractions.

Le malade qui, à cause des idées de suicide constatées à son entrée, avait été, jusqu'à ce jour, tenu sous une étroite surveillance à la cinquième division, est envoyé à la première. Il se promène dans la cour avec un plaisir évident, il va à la bibliothèque, à la salle de billard, ne fuit plus la société.

24 avril. L'amélioration se maintient, le malade se complaît dans

ces nouvelles occupations et distractions. Il a, sur nos conseils, demandé à sa famille de la cire à modeler et s'est mis avec plaisir à l'œuvre. Son premier essai n'a pas réussi à son gré, mais il ne s'est pas découragé et il a entrepris avec entrain un autre sujet.

30 avril. L'amélioration n'a pas persisté, le malade ne prend plus goût au travail, il ne s'occupe plus, les anciennes idées reparaissent, il redevient triste, fuit la société, se concentre en lui-même.

2 mai. La tristesse augmente, pour le distraire on l'envoie le dimanche au salon. Il reste dans un coin, la gaîté, l'entrain qui règnent dans ce lieu, l'incommodent, l'attristent davantage. Il boit un verre d'eau sucrée et croyant reconnaître le goût d'un poison, il disparaît.

4 mai. Aujourd'hui encore, il est convaincu qu'on a voulu l'empoisonner, il n'est pas coupable, mais on le poursuit pour le tuer, on ne le fera sortir de la maison que pour le fusiller. Il demande à voir des juges ; il veut s'expliquer avec eux et empêcher au moins qu'on ne comprenne sa famille dans l'arrêt de mort qui doit le frapper.

6 mai. L'état mental du malade s'aggrave, sa physionomie est sombre, soupçonneuse, il fuit la conversation, s'isole ; c'est avec peine qu'on le décide à prendre quelque nourriture, il craint toujours une tentative d'empoisonnement. Les fonctions digestives sont bonnes, les pupilles sont égales et ne présentent plus la mobilité continuelle des premiers jours.

10 mai. Aucune amélioration. Le malade se laisse conduire avec ses compagnons au travail, à la promenade, mais n'éprouve pas le moindre attrait pour la lecture et les arts d'agrément.

1er juin. Le malade présente depuis quelques jours un changement favorable ; il s'isole moins, cause plus volontiers, s'occupe régulièrement à des travaux de terrassements ou de jardinage, mais ne reprend pas encore ses occupations intellectuelles, il a complétement délaissé la bibliothèque, il ne se préoccupe plus de sa sortie, ne réclame pas sa mise en liberté. Il ne se croit plus coupable des actes dont il s'accusait autrefois, mais les idées de persécution persistent, il les dissimule, s'efforce de paraître raisonnable, semble éviter toute conversation qui a trait à son délire, mais on reconnaît, après un entretien prolongé, qu'il continue à se croire l'objet de poursuites.

Les fonctions digestives sont régulières, le sommeil est paisible.

15 juin. La légère amélioration survenue dans ces derniers temps, s'accentue de jour en jour. Les idées de persécution ont moins de consistance dans son esprit ; il s'occupe continuellement, il éprouve un certain charme à la conversation, recherche les distractions, reconnaît ses erreurs, avoue la fausseté de ses idées.

1er juillet. L'état mental du malade subit une amélioration progressive, son caractère se modifie d'une manière avantageuse, il devient gai, rieur, aimable, se complaît en société, trouve de l'attrait au travail ; les distractions, les promenades ne le trouvent plus indifférent, néanmoins ses croyances aux persécutions persistent.

17 juillet. Le mieux se maintient, le malade reconnaît qu'il marche vers une guérison prochaine, le voile qui enveloppait son intelligence semble en partie déchiré ; cependant, il se croit toujours persécuté, il prête volontiers des intentions malveillantes aux personnes qui l'entourent ; dans sa conversation, il s'observe avec le plus grand soin, il dissimule avec habileté les quelques idées délirantes qui l'obsèdent encore. Misanthrope par nature, il lance parfois contre la société de violentes diatribes. Ce malade s'occupe, se distrait, prend part à la conversation, il s'y montre parfois spirituel, souvent sarcastique.

Les fonctions organiques s'accomplissent avec régularité, l'appétit est bon, le sommeil calme.

Les pupilles n'offrent pas d'inégalité.

C. Forme stupide. — Dans cette forme, la terreur des hallucinations, des illusions, des conceptions délirantes est à son maximum d'intensité ; le malade ne réagit plus, il est abattu, atterré, *stupide ;* il se voit traîner au supplice ; il a devant lui le cadavre de ses enfants ; tout est en feu, il lui est impossible de fuir.

Ces trois formes que nous venons de décrire rapidement ne sont pas les seules que l'on observe dans la folie alcoolique aiguë.

Nous avons déjà signalé, en passant, la manie homicide, la manie suicide, la manie du vol ou kleptomanie ; il en est encore bien d'autres que l'on est exposé à rencontrer dans l'aliénation mentale de cause alcoolique. Mais la manie aiguë, la lypémanie et la stupidité n'en forment pas moins le fond de la maladie. Si on ne les observe pas constamment et d'une manière continue pendant toute sa durée, on peut être certain de les voir apparaître ou réapparaître à un moment donné ; dans bon nombre de cas, elles alternent entre elles ; c'est ainsi qu'à un accès de manie bien constaté la veille, on voit succéder le lendemain la lypémanie ou même la stupidité.

Nous avons déjà, à plusieurs reprises, parlé de l'homicide et du suicide chez les aliénés alcooliques ; ce dernier surtout est loin d'être rare, comme le démontre les chiffres suivants :

Casper estime, d'après des documents officiels, que les gens adonnés à la boisson fournissent à eux seuls le quart du nombre total des suicides observés à Berlin, pendant une période de neuf années. Du dépouillement de 4,595 dossiers de suicidés, il est résulté pour M. Renaudin que 530, soit plus du dixième, devaient être attribués à l'ivrognerie. En 1870, MM. Magnan et Bouchereau, sur 377 aliénés alcooliques, en ont trouvé 28 qui avaient fait des tentatives de suicide ; la même année, sur 64 aliénées alcooliques, 9 se trouvaient dans le même cas. En 1871, sur 291 aliénés alcooliques, 24 avaient attenté à leurs jours ; la même année, sur 61 aliénées alcooliques, 10 se trouvaient dans le même cas (1).

---

(1) D'après Marcel, la proportion des tentatives de *suicide* serait beaucoup plus considérable : il les a observées, dit-il, dans la moitié des cas ; tandis que, dans la statistique de Magnan et Bouchereau, elles ne figurent que pour le chiffre de 7 pour 100 environ.

Ces derniers font remarquer eux-mêmes, il est vrai, que les chiffres obtenus par eux ne peuvent être donnés que comme un *minimum*, parce qu'ils ont pris le soin d'élaguer les suicides par accident ; cette

Sur le même nombre d'aliénés en 1870, les mêmes auteurs ont compté seulement neuf hommes et pas une seule femme ayant fait des tentatives d'homicide, et en 1871, huit hommes et une femme.

La fréquence des suicides chez les alcooliques est donc beaucoup plus considérable que celle des homicides. L'état d'ivresse, pour le suicide surtout, paraît avoir un rôle considérable. L'ivresse de l'ivrogne de profession diffère, en effet, de celle de l'individu généralement sobre. Dans la première, les hallucinations sont plus fréquentes, les idées noires finissent par prédominer, l'ivrogne s'exagère les difficultés ou les embarras de sa situation, il se sent incapable de soutenir davantage le poids de l'existence, ou les reproches auxquels l'expose sa conduite : il cherche un refuge dans le suicide. D'autre fois il se laisse aller à frapper ou à tuer et se trouve appelé à répondre d'actes ou de crimes commis dans des conditions d'inconscience morale. (Fournier). D'autre fois encore, il devient voleur, incendiaire, etc.

La marche, la durée et la terminaison de la maladie présentent selon les individus des différences plus ou moins marquées.

On peut cependant, avec M. le docteur Magnan, classer d'une manière utile les aliénés dont nous parlons en trois groupes principaux.

1° *Malades atteints de délire alcoolique à convalescence*

precaution ne saurait expliquer la différence énorme qui sépare les résultats obtenus par eux de ceux donnés par Marcel; et, même en tenant compte de ce que ces observateurs ont examiné les malades à des époques différentes, les uns au début, l'autre pendant le cours ou jusqu'à la fin de la maladie, l'écart nous paraît encore trop grand pour qu'on puisse l'expliquer autrement que par les hasards de la statistique.

bénigne, rapide et complète. — Cette marche aiguë, avec convalescence rapide, s'observe de préférence chez les alcooliques peu avancés, qui en sont à leur premier ou même à leur deuxième et troisième accès de délire et qui ne sont pas prédisposés soit par héridité, soit par des lésions encéphaliques consécutives à des fièvres graves, telles que la fièvre typhoïde, etc. Dès le quatrième ou cinquième jour, les troubles intellectuels disparaissent et le malade ne conserve plus qu'une certaine indécision dans l'esprit.

La guérison n'est toutefois pas encore complète ; pendant un temps variable, dix, quinze, vingt jours, il peut encore survenir des hallucinations, principalement le soir et le matin, dans cet état intermédiaire entre la veille et le sommeil signalé par Baillarger, comme le moment par excellence des hallucinations. Cependant, le malade ne dort pas ou dort mal ; il est troublé par des rêves, par des visions, et ce n'est qu'autant que le sommeil est revenu paisible, naturel, le plus souvent prolongé, que la guérison survient, souvent précédée de sueurs abondantes ou profuses.

2° *Malades atteints de délire alcoolique, à convalescence lente, à rechutes faciles.* — Dans cette forme, la folie est subaiguë ; elle peut même passer inaperçue ; l'aliéné peut vaquer à ses affaires, diriger sa maison, et son état ne se révèle que lorsqu'on vient à rencontrer l'ordre d'idées ou de conditions délirantes qui le poursuivent. On l'observe de préférence chez les individus qui abusent peu, mais depuis longtemps, de boissons alcooliques ; chez les femmes qui boivent du vin à jeun ou entre les repas, chez ceux qui ont été atteints de fièvre typhoïde ou qui sont prédisposés par hérédité. Les hallucinations et les conceptions délirantes ne disparaissent que lentement ; la convalescence est souvent entravée par des rechutes ou même par de véritables accès de manie aiguë. Enfin, au bout de deux, trois, quatre mois, l'aliéné sort guéri, mais pour revenir au bout d'un certain temps à la suite de nouveaux excès. Cette forme succède souvent à la précédente.

3° *Malades à convalescence lente, souvent entravée par des idées délirantes affectant la forme de délires partiels.—* Cette forme ne se rencontre, d'ordinaire, que chez les individus prédisposés, soit par l'alcoolisme chez les parents, soit par l'aliénation mentale chez les ascendants. Chez eux, l'alcool n'agit que comme cause déterminante ; le terrain est déjà tout prêt, le poison ne fait que hâter l'apparition des troubles intellectuels ; aussi est-on souvent frappé de voir un délire très-accusé, pendant que les autres symptômes de l'alcoolisme le sont très-peu.

Le diagnostic de la folie alcoolique aiguë chez les malades des deux premiers groupes est généralement facile ; . d'un côté, les formes du délire, et plus particulièrement le caractère pénible, la mobilité des hallucinations et le rapport avec les habitudes professionnelles ou autres du sujet ou avec les idées prédominantes du moment ; d'un autre, les commémoratifs, et par dessus tout les symptômes directement constatables de l'alcoolisme, tels que la pituite stomacale, le tremblement et le plateau des tracés sphygmographiques suffisent le plus généralement pour lever d'emblée tous les doutes.

Il n'en est pas toujours de même chez les malades du troisième groupe ; ici, en effet, on a affaire à des individus prédisposés, les symptômes classiques de l'alcoolisme sont relativement peu marqués, et l'influence de l'hérédité peut communiquer ou ajouter au délire des caractères qui l'éloignent des variétés de délire qui appartiennent, d'une manière plus spéciale, à l'alcoolisme : en d'autres termes, aux troubles intellectuels dépendants de l'alcool s'ajoutent d'autres troubles intellectuels dépendants d'une cause plus éloignée, plus profonde.

La combinaison la plus fréquente est celle de la folie alcoolique avec le délire des persécutions (Lasègue) ; on risque fort dans ces cas de ne porter qu'un diagnostic incomplet. Avec de l'attention, toutefois, on peut généralement faire la part de l'un et de l'autre.

« Dans le délire de persécution, dit Lasègue, le champ des inquiétudes est limitée ; dans cette sphère, rien n'est mouvant. Le délire monotone tend à se stéréotyper. Le complot, une fois organisé, l'est si bien qu'il fonctionne presque sans variations, tout au moins sans grands écarts. Celui qu'on accuse d'être un voleur est toujours accusé d'avoir volé ; celui qu'on magnétise est toujours plus ou moins magnétisé; celui qu'on a empoisonné par les aliments continue à être l'objet d'un empoisonnement de même nature. »

Dans le délire alcoolique, au contraire, les conceptions délirantes ont pour caractère la mobilité, la multiplicité, la variété.

L'observation suivante, que nous empruntons à M. le docteur Magnan, donnera une idée de cette combinaison.

OBSERVATION III.

La malade C..., femme R..., âgée de 33 ans, entre à Sainte-Anne le 16 février. Cette malade, née d'une fille-mère, et ne connaissant pas son père, s'imagine, à plusieurs reprises, être issue soit de riches propriétaires de son pays. soit de fonctionnaires occupant des positions élevées ; d'autres idées délirantes viennent ensuite s'ajouter aux premières, elle croit qu'on lui cache son origine pour lui dérober une fortune, que des gens organisent des complots contre elle, qu'on fait disparaître des papiers, etc.

Depuis quelque temps, elle boit et prend de l'anisette en assez grande quantité. Les nuits sont mauvaises, le délire de persécution devient plus actif : *On l'accuse d'avoir volé; des hommes et des femmes courent après elle, l'injurient, veulent la faire emprisonner; on la menace; elle aperçoit des fantômes, des ombres dans sa chambre.* Très-effrayée et voulant en finir, elle se précipite par la fenêtre.

Elle arrive à l'asile de Sainte-Anne, avec une vaste contusion de la fesse gauche; elle est inquiète, a peur; on l'accuse, dit-elle, on lui veut du mal; on la tourmente.

La nuit, les hallucinations sont plus fréquentes, elle voit des ombres passer au-dessus de son lit, elle aperçoit des visages à la porte, derrière les vitres; des fantômes rôdent autour de son lit, etc.

Le tremblement des mains est très-peu accusé.

Les hallucinations et l'agitation persistent une quinzaine de jours, mais elles sont suivies du délire de persécution qui n'a pas entièrement disparu quand la malade sort de l'asile quatre mois après.

Revenue auprès de son mari, elle s'occupe assez régulièrement du ménage, mange avec appétit et dort tranquillement; toutefois, elle continue à parler de sa naissance, des personnes qui veulent la voler et elle prétend connaître maintenant l'habitation de son père. A plusieurs reprises, elle se présente chez un fonctionnaire, directeur d'administration, l'appelle son père, lui témoigne la plus vive affection. La voyant folle, on l'accueille deux ou trois fois avec ménagement, puis on la congédie tout doucement. Plus tard, la porte restant close, elle se met dans une violente colère, injurie les concierges, fait du scandale.

Bientôt, elle recommence à boire; le délire devient plus actif, elle ne reste plus à la maison; parée de ses habits de fête, elle rôde dans les rues, attendant et cherchant la personne qu'elle appelle son père; elle s'excite plusieurs fois chez elle; dort mal, entend le canon, la fusillade; elle aperçoit des oiseaux noirs et blancs voltiger dans sa chambre; elle voit le diable; se lève, ouvre les fenêtres, crie, s'agite, etc.

Elle rentre une deuxième fois à l'asile, le 7 avril, quatorze mois après la première séquestration.

Elle est assez calme dans la journée, mais la nuit elle aperçoit des ombres et des fantômes, elle entend des voix qui la menacent; tout remue au-dessous de sa chambre; on frappe, on fait un bruit épouvantable : c'est, dit-elle, comme l'enfer. — Les mains offrent un tremblement à peine appréciable. — Au bout de quinze jours, les hallucinations pénibles de la nuit ont cessé, les idées de persécution restent ce qu'elles étaient avant cette période d'excitation.

B. — Formes convulsives. — Epilepsie alcoolique, épilepsie absinthique.

La forme convulsive de l'alcoolisme et l'épilepsie absinthique pourraient, à la rigueur, être considérées comme ne faisant pas partie de notre sujet. Nous avons cependant cru devoir les faire rentrer dans notre étude, non-seulement parce que l'une et l'autre aboutissent, par une pente fatale, à la démence, mais encore parce que l'épilepsie, quelle qu'en soit la cause, ne se complique que trop souvent de troubles intellectuels variés, parmi lesquels il faut surtout signaler les impulsions dangereuses qui font de l'épileptique un homicide, un incendiaire, et plus rarement un voleur inconscient.

a. Alcoolisme convulsif. — Epilepsie alcoolique. — Attaques épileptiformes et apoplectiformes. — C'est à tort qu'on a voulu voir, dans l'*ivresse convulsive* de Percy, une forme d'alcoolisme convulsif. Il suffit de se rapporter à la description donnée par Percy dans le dictionnaire en soixante volumes, pour reconnaître qu'il ne s'agit que du *delirium tremens* suraigu ou de la manie alcoolique aiguë.

Existe-t-il une épilepsie alcoolique véritable? Dans son remarquable ouvrage, Magnus Huss avait admis six formes :

1. Forme prodromique.
2. Forme paralytique ou parésique.
3. Forme anesthésique.

4. Forme hyperesthésique.

5. Forme convulsive.

6. Forme épileptique.

Pour le médecin suédois, l'existence d'une épilepsie véritable de cause alcoolique ne faisait donc pas de doute. Cette forme était bien distincte de la forme convulsive.

On ne peut cependant pas accuser Magnus Hüss de l'avoir admise à la légère ; car, après avoir décrit de véritables attaques d'épilepsie, il est le premier à faire remarquer qu'en face d'attaques semblables il faut être réservé dans ses appréciations ; il faut savoir, avant de se prononcer, si l'épilepsie n'a pas préexisté, et se demander s'il ne s'agirait pas d'une épilepsie héréditaire qui s'est montrée à un moment donné et qui n'aurait, avec l'alcoolisme, qu'un rapport de simple coïncidence.

« Dans plusieurs cas, dit-il, le diagnostic est probable et non certain. »

L'opinion de Magnus Hüss se trouve pleinement confirmée dans un travail de M. le docteur Benoit de Giromagny, dont nous trouvons l'analyse dans la *Gazette médicale de Strasbourg* (1865).

Pour M. Benoit, les convulsions des alcoolisés sont *périodiques* comme celles de l'épilepsie ordinaire, elles peuvent devenir *incurables* et se transmettre par hérédité. L'épilepsie ainsi transmise est désignée par lui sous le nom d'*épilepsie alcoolique héréditaire*.

L'existence d'une épilepsie alcoolique véritable était donc généralement admise, lorsque parurent (1864) les recherches de Marcé sur l'action physiologique de l'essence d'absinthe, recherches continuées depuis par M. Magnan et par son élève, M. le docteur Challand. Ces auteurs, s'appuyant à la fois sur l'expérimentation et sur l'observation clinique, s'appliquèrent à démontrer d'abord que l'essence d'absinthe exerçait sur les centres nerveux une action spéciale, qui se traduisait au dehors par les phénomènes bien connus de l'épilepsie franche (Marcé), et plus tard que l'absinthe seule donnait lieu à des attaques d'épilepsie véritable, et que l'épilepsie absinthique devait être distinguée avec soin des attaques convulsives épileptiformes des alcooliques chroniques, analogues à celles que présentent les paralytiques généraux, les déments séniles, les malades atteints de tumeurs cérébrales, etc. (Magnan. — *De l'alcoolisme*, Paris, 1874.)

C'est évidemment aller trop loin et faire trop facilement table rase des observations de Magnus Hüss et de celles du docteur Benoit, qui constatent non-seulement l'existence de l'attaque d'épilepsie franche (Magnus Hüss), mais encore de la *périodicité* de ces attaques. Il nous semble que ce serait porter bien loin l'exigence que d'en demander davantage, et nous ne pouvons qu'approuver la restriction dont le docteur Challand, après avoir beaucoup penché vers l'opinion exclusive de M. Magnan, fait suivre son exposé : « Est-ce à dire pour cela, dit-il, qu'il ne puisse jamais y avoir des attaques épileptiques dans l'intoxication alcoolique chronique? Nous ne le croyons pas, et il est fort possible que les centres nerveux puissent, au bout d'un temps assez long, arriver à se trouver dans l'état nécessaire à la production des attaques d'épilepsie.

» Cependant, si les attaques épileptiformes sont fréquentes, nous pensons que l'épilepsie confirmée, produite sous l'influence unique et prolongée de l'alcool, est plutôt une exception. »

Cette conclusion ainsi formulée sous forme de restriction, se rapproche beaucoup de celle de Magnus Hüss, qui admet, lui aussi, que la forme convulsive est plus fréquente que la forme épileptique.

L'épilepsie alcoolique est généralement précédée d'accidents précurseurs ; parmi ces derniers, un des plus fréquents est, d'après Magnus Hüss, une forme convulsive particulière, caractérisée par des secousses brusques durant quelques minutes, et précédées d'une sensation de froid glacial le long de l'épine dorsale, mais sans perte de connaissance ; d'autres fois, il existe d'abord des troubles de la vision, des scintillements, des taches noires devant les yeux, des douleurs de tête, avec une sensation particulière, comme si quelque chose était bouleversé dans le cerveau. Ensuite viennent les défaillances, les vertiges, précédant les secousses convulsives, et enfin l'épilepsi confirmée, dont les accès deviennent de plus en plus fréquents.

Attaques épileptiformes. — On les observe souvent dans le cours du *delirium tremens fébrile*, d'autres fois, isolées et survenant sans cause connue. Ces convulsions, généralement cloniques, restent souvent limitées à une partie du corps ; elles se répètent souvent plusieurs fois de suite, et simulent à s'y méprendre les attaques incomplètes d'épilepsie. *Elles ne s'accompagnent pas toujours de pertes de connaissance.*

OBSERVATION IV. — Forme convulsive de l'alcoolisme. Attaque épileptiforme. Epilepsie alcoolique.

M. P. Dieudonné, âgé de 47 ans, marié sans enfants, ex-officier d'intendance, est entré à Charenton le 25 avril 1875. Ce malade a reçu une bonne instruction. A l'âge de 15 ans il quitta la maison paternelle pour fuir les mauvais traitements auxquels il était en butte ; il entra chez un négociant en qualité de commis, et n'en sortit que lorsqu'il fut appelé sous les drapeaux. Il devint officier d'administration et fut nommé chevalier de la Légion d'honneur.

Il était doué d'un caractère gai, était sympathique et affectueux. D'une santé robuste, il était affecté d'une constipation opiniâtre et d'hémorroïdes. Envoyé, il y a environ dix ans, en Afrique, il fut atteint, quelque temps après son séjour dans ce pays, de fièvre intermittente. A la même époque il contracta des habitudes alcooliques ; il but d'abord avec modération, plus tard il prit goût aux boissons spiritueuses et s'adonna à l'usage immodéré du vin, de l'eau-de-vie et de la bière. Il n'a jamais manifesté de préférence marquée pour l'absinthe ; il ne prenait qu'accidentellement de cette liqueur. Quelques années après, il fit la campagne du Mexique où les mêmes excès alcooliques se reproduisirent avec plus d'intensité peut-être.

En 1867 il revint du Mexique très-gravement malade, il se rétablit lentement. Proposé pour l'avancement il vit ses espérances renversées par un décret qui réduisit les cadres de moitié. Vivement affecté par cette déception, il chercha dans les boissons une consolation à ses chagrins ; il se livra, sans réserve, à son penchant pour l'alcool. A la suite de ces nouveaux excès, son caractère se modifia complètement, il devint sombre, triste, très-irritable.

En 1868 au mois d'octobre, premier accès épileptiforme. A la suite d'une indigestion de champignons, M. P. se crut empoisonné ; il s'administra lui-même de l'émétique sans résultat ; sous l'influence de sa frayeur, il fut pris de convulsions ; il se roulait sur le plancher, se tordait, écumait, tout cela pendant 6 à 8 minutes, puis il perdit connaissance et resta dans cet état pendant 4 heures. Le lendemain il put revenir à ses affaires, fatigué, mais non malade.

En 1869 au mois de mai, deuxième accès sur lequel on n'a pas de renseignements précis.

En 1870 au mois de janvier, troisième accès, survenu, sans cause connue, dans une brasserie de Strasbourg ; l'accès dura un quart d'heure et la perte de connaissance consécutive se prolongea 2 heures environ.

En 1870 au mois de septembre, apparition du quatrième accès épileptiforme. C'était pendant le siége de Strasbourg, le malade avait failli être emporté par un obus qui fit de grands ravages autour de lui. La frayeur produite par cet accident fut la cause de cette cinquième attaque.

Depuis cette époque, M. P., se montra vivement frappé de la répétition de ses attaques épileptiformes. Sa tristesse augmenta, il devint ombrageux, taciturne. Incapable de s'occuper de ses affaires, il passait de longues heures dans la solitude, refusant de répondre quand on l'interrogeait. Les troubles de l'intelligence apparaissaient, la mémoire commençait à s'affaiblir.

En 1871 au mois de mai, cinquième attaque en Afrique, où le malade était retourné après la guerre.

En 1871 au mois d'octobre, sixième accès épileptique. Depuis cette époque tous les mois, toutes les six semaines, ou tous les deux mois apparition de nouvelles attaques, en dépit de longs et nombreux traitements.

En 1873 cependant, par suite de l'abstinence de boissons fermentées et sous l'influence du bromure de potassium, le malade passa 7 à 8 mois sans attaques. Dans le courant de cette même année il fut mis à la retraite.

En 1874 il se maria et fit valoir un bureau de tabac. Ses facultés intellectuelles et morales étaient en ce moment là considérablemen altérées ; il était plongé dans une profonde mélancolie, toujours assis, refusant toute distraction, dans un état d'assoupissement continuel, s'endormant même en mangeant. Embarras de la parole, hésitation, trouve difficilement le mot propre surtout depuis six mois. La mémoire était tellement affaiblie qu'il ne se souvenait pas le lendemain de ce qu'il avait fait la veille, quoiqu'il se rappelât très-bien les événements arrivés pendant les premières années de sa vie. Les sentiments affectifs semblent avoir été intacts, il était plein d'affection pour sa jeune femme. Il avait adjoint à son bureau de tabac un débit de liqueurs. Ce commerce de boissons favorisa ses habitudes alcooliques ; il commit de nouveaux excès. Il devint violent, brutal ; il se livrait à toutes sortes d'actes déraisonnables, injuriant ses clients, sans aucun motif, refusant de vendre à ceux dont la figure ne lui plaisait pas, etc. Son bureau de tabac dût être vendu.

Nos recherches du côté des ascendants et des collatéraux, faites avec soin, ne nous ont fourni aucun antécédent héréditaire.

25 avril. Une nouvelle attaque est survenue le jour même de son entrée à Charenton le 25 avril 1875. Le malade se plaignait depuis

quelques jours d'une violente céphalalgie et de sensations particu-
lières ; l'accès convulsif a éclaté après ces symptômes précurseurs en
présentant tous les caractères de l'épilepsie franche. Depuis cette
dernière attaque, le malade est absolument incohérent, de plus, ses
sentiments affectifs, intacts jusqu'alors, sont pervertis. Ce ne sont
plus que des insultes et des menaces à l'adresse de sa femme pour
laquelle il avait le plus grand respect, la plus vive affection ; il est
souvent en proie à de violents accès de fureur.

Ces attaques épileptiformes, sauf 3 ou 4, se sont toutes produites
la nuit, entre 7 heures du soir et 6 heures du matin.

Le jour ou la veille des accès, le malade présentait un engourdissement des mains et des avant-bras, qui le forçait à lâcher les objets
qu'il tenait ; cet engourdissement durait de un quart d'heure à une
demi-heure. Il y avait parfois simultanément paralysie de la langue ;
quelquefois, mais très-rarement, la paralysie des membres supérieurs et de la langue n'était pas suivie d'attaque épileptiforme.

Après l'accès convulsif survenait une perte de connaissance de
deux ou trois heures de durée ; cependant, dans les trois dernières
attaques, ladite perte de connaissance a précédé les convulsions, qui
duraient elles-mêmes de cinq minutes à un quart d'heure.

A la suite de chaque attaque, le malade est en proie à des illusions
et des hallucinations de la vue et de l'ouïe, qui ne cèdent qu'à quelques heures de repos. Pendant ces troubles de l'esprit et des sens,
M. P., qui connaît l'espagnol, cause en cette langue avec des
êtres imaginaires, ou bien répond en espagnol à sa femme qui lui
parle en français. Ce phénomène s'est produit après chaque accès
sans exception. Un médecin connaissant cette langue, témoin de sa
dernière attaque, a pu comprendre les paroles du malade et a réussi
à captiver son attention pendant cette période hallucinatoire.

28 avril. L'agitation s'est calmée. Le malade se promène seul,
d'un air indifférent à ce qui l'entoure ; la langue est large, présente
quelques impressions dentaires, elle est blanchâtre et agitée d'un
tremblement incessant ; la parole est hésitante, il parle lentement,
cherchant à raccorder ses souvenirs, la mémoire est très-affaiblie ;
il semble ne pas reconnaître l'endroit où il est depuis quelques jours ;
il n'a pas conscience de l'attaque qu'il a eue, ni des accès de fureur
consécutifs ; cependant il paraît comprendre qu'il n'a pas toute sa
lucidité d'esprit. La pupille droite est plus grande que la gauche.

3 mai. Même état de torpeur intellectuelle, il semble se réveiller parfois pour accuser sa femme d'infidélité; les fonctions digestives sont bonnes, constipation légère.

10 mai. Amélioration sensible, il commence à se rendre compte de son état; il reconnaît que sa mémoire est souvent en défaut, il s'aperçoit que les ténèbres qui obscurcissaient les lueurs de son esprit, s'effacent peu à peu. Il a reçu la visite de sa femme, il a été très-affectueux et s'est facilement laissé convaincre par elle de la fausseté des soupçons qu'il avait conçus à son égard. Il ne demande pas à sortir immédiatement ; il trouve même prudent de rester en traitement, jusqu'au rétablissement complet de son état mental, qu'il reconnaît déjà notablement amélioré. Grande hésitation de la parole, pupille droite plus dilatée que la gauche ; les nuits sont paisibles, les fonctions digestives bonnes.

5 juin. L'amélioration continue, le malade n'a pas eu de nouvelle attaque depuis le 25 avril.

22 juin. L'amélioration se maintient ; la mémoire est encore un peu affaiblie, les troubles intellectuels se sont à peu près effacés, les sentiments affectifs sont améliorés. Il se montre très-aimable et très-caressant pour sa femme ; il ne l'accuse plus de fautes imaginaires. Il a conscience de son état mental. Il ne se montre pas lui-même pressé de quitter la maison, espérant une guérison complète et prochaine.

25 juin. L'amélioration fait des progrès tous les jours, le malade n'est plus triste, rêveur ; il s'occupe, se distrait ; il renaît à l'espoir, car il a foi en son rétablissement.

29 juin. Le malade en pleine convalescence sort de l'établissement. Complétement revenu de ses anciennes préventions, il se montre très-reconnaissant des soins qu'on lui a prodigués pendant son séjour dans la maison, il lui reste cependant une diminution notable de la mémoire et un affaiblissement sensible de l'intelligence. Il nous quitte très-amélioré, mais non guéri.

Attaques apoplectiformes. — Ces attaques, si bien étudiées par M. Lancereaux, sont souvent prises, lorsqu'on n'a pour se guider que les renseignements, pour des attaques d'épilepsie ; l'individu pris d'étourdissements tombe et reste privé de connaissance pendant une ou plusieurs heures.

b. Epilepsie absinthique. — L'existence et la fréquence de l'épilepsie absinthique n'ont plus besoin d'être démontrées ; sur 377 alcoolisés, observés en 1870 par MM. Magnan et Bouchereau, 31 (près du dixième) avaient eu des crises épileptiques à la suite de l'abus d'absinthe. En 1871, sur 291 alcooliques, un peu plus de 20 se trouvaient dans le même cas,

Nous n'avons pas à décrire ici l'épilepsie absinthique, qui ne diffère pas, du reste, des formes *franches* de l'épilepsie ordinaire ; il nous suffira d'indiquer les caractères qui permettent de la distinguer de l'épilepsie et des accidents épileptiformes ou apoplectiformes alcooliques.

Elle s'en distingue : 1° par l'époque où elle apparaît ; l'épilepsie alcoolique ne survient qu'à une période avancée de l'intoxication, l'épilepsie absinthique peut apparaître dès le début ou à une époque très-rapprochée du début ; 2° par sa *forme ;* l'épilepsie absinthique reproduit généralement l'attaque franche de l'épilepsie ordinaire ; l'épilepsie alcoolique proprement dite est beaucoup plus rare ; la première existe d'emblée ; la seconde est généralement précédée d'accidents convulsifs, d'accès, d'attaques épileptiformes ou apoplectiformes ; ces derniers sont très-souvent les seuls que l'on observe dans l'alcoolisme convulsif. L'absinthisme se présente rarement à l'état isolé ; dans presque tous les cas, il est accompagné d'alcoolisme ; le buveur d'absinthe boit souvent en même temps du vin blanc, du bitter, du vermouth ou de l'eau-de-vie ; or, ces boissons peuvent, à elles seules, donner naissance à des accidents épileptiformes ou même à de véritables attaques d'épilepsie. (Voisin, *Dictionnaire de médecine et de chirurgie pratique*, art. *Épilepsie.*) Il devient alors difficile de faire la part qui revient dans les accidents à ces diverses préparations.

C. — *Formes chroniques.* — Les formes chroniques de l'aliénation mentale de cause alcoolique sont au nombre de deux : la démence et la paralysie générale progressive. On peut y ajouter la pseudo-pellagre alcoolique.

1° *Démence alcoolique.* — La démence est moins une forme particulière de l'aliénation mentale que l'aboutissant à peu près inévitable de toutes les autres formes (manie, lypémanie, épilepsie, paralysie générale); elle est ce qu'on pourrait appeler le *caput mortuum* de l'aliénation mentale.

La démence alcoolique survient lentement, progressivement; la mémoire s'affaiblit, le jugement devient moins sûr; la raison est souvent égarée par des préoccupations délirantes hypochondriaques, ou par des hallucinations de nature triste et dépressive; l'imagination est moins active, l'association des idées plus difficile. Il y a souvent de l'incohérence; la sensibilité elle-même est très-émoussée. Arrivé à cette période, l'alcoolisme est déjà devenu un mal irrémédiable; l'ivrogne, apathique, indifférent, hébété, a besoin d'être surveillé comme un enfant.

Si le médecin, cédant aux sollicitations de sa famille, le rend à la liberté, il reste incapable de gagner sa vie et ne tarde pas à se livrer à de nouveaux excès, qui aggravent le mal et nécessitent très-vite une nouvelle séquestration.

Cette période de tendance à la démence est souvent traversée par des accidents aigus ou subaigus, par des accès de manie, de lypémanie, ou bien encore par des attaques épileptiformes ou apoplectiformes, et même par des idées de persécution qui rendent quelquefois le diagnostic difficile.

A une période plus avancée, la démence est complète ; l'intelligence n'existe plus ; les phénomènes d'excitation, les idées hypochondriaques ont disparu, ainsi que la sensibilité morale. Le malade s'agite plutôt qu'il ne vit ; il devient gâteux, malpropre, et finit par succomber à quelque maladie intercurrente (Marcé).

La démence alcoolique s'accompagne de paralysie générale progressive, comme la paralysie générale des aliénés, dont elle se distingue cependant par des caractères assez tranchés qui ont été très-bien étudiés par Magnus Hüss, Lasègue, Jules Falret, A. Voisin, et résumés avec beaucoup de netteté et de précision par M. A. Fournier dans le tableau suivant :

Dans l'alcoolisme.	*Dans la paralysie générale.*
I. — La paralysie commence par les extrémités des membres (doigts, orteils), qui sont d'abord engourdies et inhabiles avant d'être réellement affaiblies. Elle monte ensuite jusqu'aux coudes et aux genoux, pour se limiter souvent à ces parties. Elle est donc *partielle* et *envahissante.*	I.—Les lésions de la motilité ne débutent pas exclusivement par les extrémités ; elles *sont plus générales d'emblée,* progressives plutôt qu'envahissantes.
L'irrégularité, l'incertitude des mouvements se complique d'une véritable *débilité musculaire.*	Les lésions de la motilité consistent beaucoup plus, au début, dans une irrégularité de mouvements, avec saccades et

Le tremblement est un des premiers signes. Il est très-accusé; plus étendu que dans la paralysie générale.

Tremblement *de la langue* ordinairement bien plus marqué que dans la paralysie générale. Inversement, hésitation de la parole moins prononcée, plus intermittente, plus tardive, ne survenant que longtemps après le tremblement des mem_bres et manquant quelquefois.

II. — *Anesthésie* accompagnant presque toujours les troubles du mouvement, souvent mesurée à leur intensité et affectant les mêmes parties en général.

Fourmillements, douleurs de diverse nature, crampes, engourdissements, contractures momentanées et partielles, con_vulsions, etc.

Vertiges, étourdissements fréquents.

Troubles sensoriels très-fréquents: éblouissements, obscurcissements de la vue, mouches

impulsions spasmodiques, que dans une véritable débilité. Les malades conservent, quand ils peuvent la régler, toute l'énergie contractile de leurs muscles. (LASÈGUE.)

Le tremblement moins accusé, moins étendu, quelquefois à peine sensible. Il n'existe guère que dans la langue, la lèvre supérieure; il ne se manifeste jamais sous forme de trémulence générale. (J. FALRET.)

L'hésitation de la parole est un phénomène initial presque essentiel. Elle n'est pas en rapport avec le tremblement de la langue.

II. — Anesthésie bien plus rare, moins accusée et plus tardive.

Habituels à l'alcoolisme, ces symptômes sont ici infiniment plus rares.

Les troubles des sens sont exceptionnels, au moins au début.

volantes, bourdonnements, etc.

III. Affaiblissement, obtusion des facultés intellectuelles, perte de la mémoire. Les malades ont *conscience* de leur infériorité ; ils parlent, ils s'affligent de leur état, consultent, etc. Puis *hébétude*, abrutissement.

En quelques cas très-exceptionnels, délire d'orgueil et de satisfaction personnelle.

(A. Voisin.)

III. — Au contraire, suractivité intellectuelle, conceptions multiples, bizarres, gigantesques. Satisfaction personnelle. Vivacité des idées au milieu même de la faiblesse et de la démence commençante. Les malades n'ont aucune conscience, aucune préoccupation de leur état. L'intelligence procède par une série d'impulsions en quelque sorte convulsives. La raison est plutôt désordonnée qu'impuissante.

(J. Falret, Lasègue).

Hallucinations très-fréquentes et presque caractéristiques. Rêves, cauchemars, insomnie, accès d'agitation anxieuse résultant des hallucinations.

Absence presque absolue d'hallucinations, sommeil relativement calme.

IV. — Coïncidence fréquente d'autres désordres tenant à l'alcoolisme : Dyspepsie, vomissements, amaigrissement, etc. Lésions organiques diverses.

Commémoratifs : Abus alcooliques ; souvent accès antérieurs de delirium tremens, de folie passagère ; pituite, etc.

IV. — Absence de ces symptômes. Les fonctions digestives notamment sont intactes et souvent exagérées.

V. — Marche subordonnée, au moins dans les premiers temps, à l'action de la cause provocatrice. Rémission habi-

V. — Marche indépendante. Rémissions et intermittences plus rares.

tuelle des accidents par la sus-
pension des excès.

Curabilité relative, si ce n'est | Incurabilité absolue jusqu'à
dans les cas invétérés. | ce jour.

OBSERVATION V. — Forme chronique de l'alcoolisme. Démence
alcoolique.

M. M...., Alfred, célibataire, âgé de 45 ans, employé à la préfecture de police de la Seine, est entré le 15 juin 1875 à la maison
nationale de Charenton.

Le malade sait lire et écrire, mais son instruction a été négligée ;
il était très-intelligent et même spirituel. Il n'a jamais eu de
croyances religieuses exagérées ; il a toujours été très-indifférent en
matière de politique. D'un caractère très-doux, il s'est constamment
montré affable, affectueux. Il a été acteur, non sans valeur, jusqu'en 1869, époque où il est entré dans les bureaux de la préfecture
de la Seine.

Tempérament nerveux ; santé physique ordinairement bonne.

Le malade se livrait sans retenue, depuis longues années, à sa
passion favorite pour les boissons alcooliques. Il faisait un abus
excessif de bière, d'eau-de-vie ; il buvait parfois de l'absinthe.

M. M..... a commis aussi de nombreux excès vénériens ; il aurait
été affecté de syphilis il y a 20 ans environ.

Dans ces derniers temps, ce malade ingérait des quantités énormes
de boissons fortes. Dans son ivresse, il devenait furieux, criait, gesti-
culait, menaçait, mais ne frappait pas. Sa parole devenait alors très-
embarrassée ; il ne pouvait pas s'exprimer, il bredouillait seulement.

Depuis ces derniers excès alcooliques, ses nuits étaient très-agitées ;
il était en proie à d'affreux cauchemars, à des hallucinations terrifiantes ; c'étaient des scènes d'assassinat, de carnage, d'échafaud, etc.

Il y a six mois environ, ces hallucinations de la vue disparurent ;
le sommeil reparut, les nuits devinrent calmes, mais en même temps
ses journées présentèrent une vive agitation. Le malade offrait de
l'incohérence dans les idées, de la violence dans les actes. Après
chaque accès de fureur, les troubles intellectuels s'aggravaient et la
conception devenait de plus en plus difficile, la mémoire s'affaiblis-

sait, les manifestations de l'esprit étaient de plus en plus rares, les sentiments affectifs se pervertissaient tous les jours, en même temps le malade se livrait plus que jamais à sa passion pour les boissons alcooliques. Il y a un mois, il vit dans une hallucination sa mère, morte depuis longtemps, qui le dota d'une voix magnifique. A partir de cette époque, il ne parle que de la puissance et de la variété de son organe. Il a une voix de ténor, de baryton et de basse ; il donne trois notes plus basses que celles de Faure ; il va gagner des millions en quelques jours et faire le bonheur de sa famille et de tous ses amis. Il ne s'accorde pas de repos ; il chante sans cesse et importune les directeurs de théâtres de ses offres de service. La parole ne devient généralement embarrassée que dans ses moments d'ivresse.

Comme antécédents héréditaires, nous trouvons un père très-original, fort excentrique ; une tante maternelle serait morte aliénée.

15 juin. Le malade se présente à nous dans l'état suivant : Sa mémoire est considérablement affaiblie, il ne conserve aucun souvenir de ses actes et de ses paroles. Les conceptions intellectuelles sont à peu près nulles ; les sentiments affectifs sont à peu près éteints ; l'embarras de la parole est à peine marqué ; le tremblement des mains est si violent que tout ce qu'il tient entre ses doigts lui échappe. Les membres inférieurs sont très-faibles et le portent avec peine. L'appétit est vorace, les digestions faciles, les selles régulières. Les urines seraient plus abondantes qu'à l'état normal ; le sommeil est actuellement paisible.

17 juin. Le malade présente une grande mobilité dans ses idées comme dans ses allures. Tantôt il est gai, présente un air de grande atisfaction et de vanité en parlant de sa voix et de ses richesses, des visites qu'il va recevoir : l'impératrice doit lui accorder l'honneur d'un entretien, il s'informe sans cesse de son arrivée. Tantôt il s'emporte, menace ; il veut frapper parce qu'il ne peut se faire ouvrir les portes ; il est le maître, il ne comprend pas qu'on lui résiste. L'empâtement de la parole est notable ; les pupilles sont égales ; la langue et les mains sont agitées d'un tremblement très-marqué.

19 juin. Le malade a présenté de l'agitation pendant la nuit ; il veut s'en aller, proteste contre son maintien à Charenton ; il est chez lui, ses chevaux l'attendent à la porte ; il a seul le droit de commander. Il se porte à des actes de violence qui le font transférer à la huitième division. Dans la journée il est plus calme ; il pleure, supplie

qu'on le laisse sortir; l'impératrice l'attend, et les souveraines ne doivent pas attendre! Grande incohérence dans les idées : quelques instants après ces pleurs et ces plaintes, il est souriant, parle de sa belle voix, chante avec emphase et satisfaction. Même égalité des pupilles. Les fonctions digestives sont régulières.

23 juin. Même état mental. Le malade est assez calme, les nuits sont tranquilles; l'incohérence dans les discours est constante : toujours des idées de richesse, toujours des airs de vanité. Les pupilles sont toujours égales; l'empâtement de la parole persiste. Digestions bonnes.

26 juin. Le malade est plus calme, il descend à la quatrième division. Mêmes idées ambitieuses; sa voix est plus belle que jamais, elle est supérieure à toutes celles qui se sont fait entendre, et pour le prouver, il se met immédiatement à chanter. Il est riche : la maison de Charenton lui appartient; de nombreux équipages l'attendent au bas du perron. Il est aussi préfet, gouverneur du prince impérial. Comme on ne veut plus le laisser sortir, il va partir en ballon établir un nouveau gouvernement. Egalité des pupilles, tremblement de la langue et des mains.

29 juin. L'état mental n'offre pas de modification notable. Son langage est toujours incohérent; les idées de grandeur et de satisfaction dominent. Le malade est devenu très-doux, très-affable.

9 juillet. Etat mental absolument stationnaire. M. M.... paraît toujours très-content, très-satisfait; il est extraordinairement riche, il possède des millions; sa voix exceptionnelle lui procurera les plus brillantes relations. Il se montre très-aimable, il est même parfois obséquieux.

18 juillet. Pas de changement dans l'état du malade. Propriétaire de la maison de Charenton, il parle sans cesse avec orgueil de son opulence, de son autorité, de sa haute influence. L'affaiblissement de son intelligence fait des progrès; la perte de la mémoire est à peu près complète; les hallucinations offrent la même persistance, la même intensité; le tremblement de la langue est très-marqué.

Les fonctions digestives sont assez régulières, les nuits assez calmes. Les pupilles offrent toujours la même égalité. La marche de la maladie est progressive, il n'y a pas eu la plus légère rémission.

2° *Paralysie générale progressive proprement dite.* — Outre la paralysie dont nous venons de parler, qui est presque toujours incomplète et qui, par conséquent, mériterait mieux le nom de *parésie*, que lui avait déjà donné Magnus Hüss, on observe encore souvent dans l'alcoolisme chronique la paralysie générale proprement dite, telle qu'on l'observe chez les aliénés dits paralytiques généraux.

La paralysie générale alcoolique présente cependant dans sa marche quelques caractères spéciaux, sur lesquels Marcé avait déjà appelé l'attention, et qui ont été ensuite étudiés et exposés avec plus de détails par M. Magnan et par son élève, M. Gambus, dans sa thèse inaugurale (Paris, 1872).

L'évolution complète de la maladie peut être divisée en quatre périodes : Dans la première dominent les troubles intellectuels bien connus de l'alcoolisme : hallucinations et conceptions délirantes de nature triste, dépressive; accès de manie, de lypémanie, à convalescence lente, à rechute facile. Le malade entre dans les asiles jusqu'à quatre, cinq, six et sept fois. — Dans une seconde période, les troubles sont plus complexes; aux hallucinations, aux conceptions délirantes de nature triste et dépressive viennent s'ajouter les idées de satisfaction, les idées ambitieuses de la paralysie générale. Cette période de transition présente une durée très-variable et impossible à déterminer.

Enfin, dans les troisième et quatrième périodes, les idées ambitieuses s'accentuent de plus en plus, la mémoire s'efface, la sensibilité se pervertit, les pupilles deviennent inégales, la paralysie fait des progrès, et tout se termine par la démence, à moins que le malade ne soit enlevé par une affection intercurrente. A l'autopsie, on trouve les lésions caractéristiques de la péri-encéphalite chronique diffuse.

La paralysie générale alcoolique est fréquente; sur 1,343 cas de paralysie générale de tout ordre, le docteur Contesse n'en a pas trouvé moins de 106 d'origine alcoolique. Cette proportion est évidemment exagérée; c'est réellement abuser du *post hoc ergo propter hoc*, que de donner comme étant d'origine alcoolique tous les cas de paralysie générale observés chez les individus qui ont fait des excès d'alcool. Il faudrait, comme nous l'avons déjà dit, tenir plus de compte de la prédisposition individuelle, de l'hérédité, et surtout de la préexistence de l'aliénation mentale, comme l'avait fait Magnus Hüss pour l'épilepsie. Or, cela n'a pas été fait dans les statistiques brutes que nous avons publiées. Ce défaut est d'autant plus regrettable que, lorsqu'on lit les observations détaillées, on trouve à chaque instant soit l'hérédité, soit la préexistence d'une fièvre typhoïde mentionnée dans les commémoratifs.

L'observation suivante nous donne un spécimen de cette forme terminale de la folie alcoolique.

Le malade qui en est le sujet était particulièrement prédisposé par l'hérédité à l'aliénation mentale.

BSERVATION VI. — Forme chronique de l'alcoolisme.
Paralysie générale alcoolique.

M. Louis B..., âgé de 45 ans, marié et sans enfants, ex-pharmacien, domicilié à Paris, est entré le 3 mai 1875 à la maison nationale de Charenton.

Ce malade a reçu une très-bonne instruction et une éducation assez soignée. Indifférent en matière de religion et de politique, il s'est montré plein de zèle et d'intelligence pour l'exercice de sa profession. D'un commerce très-facile avec ses égaux, il était hautain et dédaigneux avec ceux qui lui étaient inférieurs, par leur instruction ou leur position.

Sa santé était robuste, quoique, de tout temps, il se soit livré à un usage immodéré de boissons alcooliques : vin, eau-de-vie, bière.

Sa pharmacie, en pleine prospérité, lui permettait de vivre dans l'aisance, lorsque sa situation fut compromise, il y a dix-huit mois, par un abus de confiance commis par un associé. Les embarras financiers et les préoccupations qui en furent la conséquence altérèrent son caractère. Il devint triste, grossier, soupçonneux, perdit toute son activité, négligea complètement ses intérêts et abandonna la direction de ses affaires.

Croyant trouver dans le vin le courage, l'énergie qui lui manquaient, il se livra à de fréquentes libations et commit de nombreux excès. A la suite de ses habitudes alcooliques, se présentèrent bientôt les premiers signes d'aliénation mentale; sa nature se modifia complètement, il se montra tracassier, querelleur, brutal envers sa femme; devenu violent et emporté, il ne souffrait aucun obstacle à ses volontés; ses idées perdirent de leur lucidité, devinrent incohérentes, sa mémoire s'affaiblit considérablement; ses sentiments affectifs se pervertirent, il prit en aversion sa mère, qu'il chérissait auparavant. Son écriture était complètement changée; elle était devenue très-irrégulière, presque illisible.

Reconnu incapable de diriger sa pharmacie, on le décida à la vendre, avant qu'elle eût perdu toute sa valeur. Cette décision a été prise deux mois environ avant son entrée à Charenton. Depuis cette époque, tous les symptômes se sont aggravés. L'incohérence des idées a beaucoup augmenté, le malade présente des hallucinations de la vue et de l'ouïe. Apparition, en ce moment, des idées hypochondriaques : il veut se faire couper le nez et le faire remplacer; il demande à ce qu'on lui arrache toutes les dents; apparition en même temps des idées de grandeur : il se croit président de la République; idées de richesse : il se croit millionnaire, il se figure que des équipages l'attendent à la porte.

Tendance exagérée aux plaisirs vénériens : il veut se marier avec une amie de sa femme; sa mémoire est tellement affaiblie qu'il perd le souvenir de ce qu'il a fait la veille.

Les sentiments affectifs sont complètement pervertis. Simultanément, avec l'exagération de ces symptômes, sont apparues, depuis deux mois,

des attaques convulsives au nombre de quatre; ces accidents épileptiformes se sont reproduits, chaque fois, pendant le jour, et chacun
des accès n'a duré que quelques secondes. Immédiatement, avan
chaque attaque, le malade ne pouvait parler, et cette paralysie de la
langue disparaissait presque aussitôt l'attaque terminée. La dernière
attaque a eu lieu avant-hier dans la journée. Hier matin, en se ré-
veillant, il a été pris d'un accès de fureur, sans cause connue; il accuse sa femme, l'injurie, menace de la tuer, pousse des hurlements de
bête fauve.

Les antécédents héréditaires de ce malade sont déplorables : son
père est mort de paralysie générale; un de ses oncles est mort à la
suite de plusieurs attaques de paralysie; son frère a eu un accès de
lypémanie qui a duré près d'un mois.

6 mai. L'état mental du malade s'aggrave de jour en jour, il est
complètement incohérent; on voit continuellement revenir dans sa
conversation des idées de grandeur et de richesse; il se croit souve-
rain de la France; il a taillé en pièces toutes les armées prussiennes.
Très-heureux, au milieu de toutes ces idées, il ne se rend pas compte
de sa situation : il se croit chez lui, dans un palais qu'il consacre à
abriter les indigents; le gibier abonde à sa table, le champagne coule
à pleins bords; pouvant à peine se tenir en équilibre sur ses jambes,
il vante sa force herculéenne. Flétri, défiguré, il se croit un Adonis,
il se pose en séducteur. Il ne parle de sa femme que pour dire qu'il
l'aime beaucoup ; il n'a pas actuellement de sentiment de jalousie.
il a mal dormi cette nuit, il s'est levé plusieurs fois prétextant des
courses à faire; il a appelé souvent sa femme.

Il présente un tremblement très-marqué de la langue et des mains;
la langue est un peu blanche, les fonctions digestives s'exécutent
assez bien ; la pupille gauche est plus grande que la droite.

8 mai. Aucun changement notable; il a reçu la visite de sa femme
et paraît en avoir éprouvé un grand plaisir. Les nuits sont généralement agitées; il se lève, cause avec des êtres imaginaires, appelle souvent sa femme.

20 mai. Même état mental. Le malade parle constamment seul; incohérence très-grande dans ses discours; les idées de grandeur persistent; il se figure qu'on veut l'empoisonner; il se perd dans la cour
de sa division et ne sait plus reconnaître son réfectoire, ni retrouver
son dortoir; nuits mauvaises.

24 mai. Très-agité pendant le jour et pendant la nuit, il parle continuellement seul; il a déchiré ses vêtements; il croit qu'on cherche à l'empoisonner, ne mange que très-difficilement; il est dans un grand état de prostration.

31 mai. L'état mental s'aggrave; les idées d'empoisonnement sont persistantes; le malade refuse toute nourriture : les vêtements, les meubles sont eux-mêmes empoisonnés; l'agitation persiste et la nuit et le jour. Affaiblissement et amaigrissement progressifs; il a beaucoup de peine à se tenir debout, on le laisse dans le décubitus dorsal.

1er juin. L'état de prostration physique augmente, le malade refuse toujours de manger, la langue est devenue fuligineuse; il continue à causer avec incohérence, les idées d'empoisonnement dominent.

2 juin. Le mal empire, le malade laisse échapper avec peine quelques paroles incohérentes, tombe dans le marasme et s'éteint dans une lente agonie.

Pas d'autopsie, opposition de la famille.

Pseudo-pellagre alcoolique. — L'alcoolisme, la misère et les cachexies d'origine diverse fournissent, comme l'a démontré M. Th. Roussell, l'immense majorité, sinon la totalité des cas désignés par l'école de Reims sous le nom de *Pellagres sporadiques.*

L'influence des excès alcooliques sur la production des accidents pellagreux n'avait pas échappé à Strambio. Dans l'histoire LX de son *Primus annus*, il parle d'un homme de quarante-deux ans, qui abusait du vin blanc et était adonné plus que de raison aux voluptés, et qui, pendant deux années consécutives, présenta un certain nombre des symptômes de la pellagre.

L'histoire LXXV est celle d'un pharmacien doué d'un excellent tempérament, mais qui avait l'habitude de commettre des excès de boisson; il présenta, de 1769 à 1784, des symptômes pellagreux. Nous ne croyons pas devoir reproduire *in extenso* ces deux observations, d'ailleurs fort écourtées, et qui, considérées par Strambio comme des exemples de pellagre vraie, ne sont que des pseudo-pellagres alcooliques. Cette confusion des accidents pellagroïdes avec la vraie pellagre paraît avoir été, du reste, asssez fréquente en Italie.

M. Th. Roussell a pu s'en assurer plus d'une fois en visitant les hôpitaux et les asiles de pellagreux; elle a même été érigée en système par un certain nombre de médecins, et particulièrement en France par M. Landouzy et ses élèves, et par M. Billod.

C'est à M. Th. Roussell et à M. Costallat que revient le mérite d'avoir distingué avec soin la pellagre proprement dite des acci lents pellagroïdes désignés à tort sous le nom de *pellagre sporadique*, de *pellagre des aliénés*.

Les idées de ces deux auteurs ont été résumées avec autant de clarté que de précision par M. le docteur Dejeanne, dans sa thèse inaugurale intitulée : « De quelques *pseudo-pellagres* (Paris, 1872). »

Les symptômes de la pseudo-pellagre des alcoolisés sont de trois ordres : 1° les accidents nerveux; 2° les accidents cutanés; 3° les accidents gastro-intestinaux.

Les accidents nerveux consistent en des troubles fonctionnels plus ou moins marqués, variant depuis le simple vertige jusqu'aux phénomènes caractéristiques de la paralysie générale. Ils apparaissent généralement au printemps, disparaissent pendant le reste de l'année, pour revenir l'année suivante à la même saison. Après un certain nombre de ces exacerbations, ils deviennent continus et se terminent par la démence et la paralysie générale.

Les accidents cutanés consistent en des érythèmes qui occupent de préférence les parties découvertes, telles que le dos des mains, le front, le dos des pieds; ils ont, en général, le même siége que ceux de la pellagre vraie, se présentent comme eux au printemps, et se terminent de la même manière par desquamations avec amincissement et coloration rosée de la peau.

Les accidents gastro-intestinaux, enfin, consistent en des vomissements et de la diarrhée; celle-ci peut finir par devenir colliquative.

Les symptômes, il est vrai, sont loin de se présenter toujours au complet et avec la régularité que nous venons de leur assigner, le plus souvent, pour employer une expression familière à Trousseau, la pseudo-pellagre est *fruste*; le tableau est incomplet; il peut même manquer tout ou partie du premier ou du troisième ordre d'accidents que nous venons de passer en revue. La maladie ne saurait alors être confondue avec la vraie pellagre. Mais lors même que le tableau est complet, lors même qu'à première vue la ressemblance avec les deux maladies paraît évidente, le diagnostic est encore généralement possible tant que le malade n'est pas tombé en démence.

Dans l'alcoolisme, les accidents nerveux au début consistent en des tremblements qui occupent d'abord les mains et s'étendent ensuite aux avant-bras et aux lèvres; au début de la pellagre, au contraire, on observe surtout des phénomènes spasmodiques (spasme de l'œsophage, des muscles du rachis plus rarement des membres); dans l'alcoolisme, les forces sont conservées, dans la pellagre, il y a de l'inertie; dans l'alcoolisme, il y a souvent de l'anesthésie ou des hyperesthésies superficielles ou profondes, celles-ci ont pour siége de prédilection les membres et plus particulièrement les membres inférieurs; dans la pellagre, on observe surtout la rachialgïe et des névralgies, surtout des névralgies sciatiques; enfin, les pellagreux éprouvent le plus souvent au début une céphalalgie particulière caractérisée par de la lourdeur de tête et désignée en Italie sous le nom de *balordone*.

Du côté du système digestif, on trouve dans les deux maladies du pyrosis, des vomissements et de la diarrhée; mais ce que l'on n'observe jamais dans l'alcoolisme, c'est le phénomène connu sous le nom de *salso*, c'est-à-dire ces excoriations, ces fissures de la langue et des lèvres, avec écoulement abondant de salive *salée*.

La pituite des buveurs présente, en outre, des caractères spéciaux qu'on ne rencontre pas dans la pellagre. La paralysie alcoolique débute par les membres supérieurs, celle de la pellagre par les membres inférieurs.

Du côté des troubles de l'intelligence, les différences sont moins marquées; l'hydromanie des pellagreux elle-même ne saurait être donnée comme un caractère diagnostique. Nous trouvons, en effet, dans l'excellent ouvrage de M. Th. Roussell, l'observation d'un cas de pseudo-pellagre alcoolique, dans laquelle la malade avait plusieurs fois tenté de se noyer dans un petit ruisseau près de sa maison; un jour, son mari la suivit, la jeta dans l'eau et l'y maintint assez longtemps pour lui *faire boire un bon coup*. Elle renonça depuis à ses tentatives.

Nous empruntons à la thèse de M. Dejeanne l'observation suivante de pseudo-pellagre alcoolique.

OBSERVATION VII. — Pseudo-Pellagre alcoolique.

Cette observation a été communiquée à M. Dejeanne par son collègue M. Foix, interne des Hôpitaux.

Berthe M..., âgée de 37 ans, repasseuse, entrée le 20 juillet 1871, salle Sainte-Claire, n° 32, dans le service de M. Moutard-Martin.

D'une bonne santé habituelle, cette femme n'avait jamais éprouvé de privations jusqu'à l'époque du siége de Paris, elle a souffert alors de la faim et de la misère ; elle était, en outre, d'après les renseignements fournis par ses voisins, adonnée à la boisson et surtout à l'absinthe.

Elle raconte ainsi l'histoire de la maladie :

Il y a environ quatre mois, elle a été prise de douleurs vives, lancinantes, venant par intervalle dans les membres inférieurs ; elle pouvait à peine marcher et sa faiblesse était telle, qu'elle manquait à chaque instant de tomber dans la rue ; actuellement, entre ces crises douloureuses, elle éprouve dans les membres inférieurs des sensations incommodes plutôt que de véritables douleurs, et qu'elle appelle du nom de *bouillonnements*.

Enfin, la peau des deux jambes est hyperesthésiée à tel point, qu'il suffit de la toucher légèrement pour faire tressaillir de douleur la malade.

Dès le début de la maladie, elle a eu des vomissements peu abondants avec inappétence et épigastralgie, elle avoue avoir quelquefois rendu dans ses vomissements un peu de sang caillé et noir.

Il y a deux mois environ, la face dorsale des mains commença à rougir et à se desquamer ; cet érythème, fort marqué lors de l'entrée de la malade à l'hôpital, est limité au dos des deux mains ; il s'arrête exactement au niveau du poignet et des articulations métacarpo-phalangiennes, il n'y en a pas de traces à la face palmaire.

L'épiderme, détaché sous forme de squames, laisse voir dans les interstices qui séparent les plaques soulevées le nouvel épiderme rosé ; il n'y a pas le moindre suintement, pas la moindre trace d'ecchymoses.

Depuis quelques jours, la malade a en outre des *hallucinations*, surtout la nuit ; elle croit voir et entendre des personnes de sa connaissance ; elle cause avec elles, s'irrite et se lève même pour les renvoyer.

Pendant le jour elle est assez calme, et son intelligence, quoique affaiblie, est jusqu'à un certain point conservée.

7 août. L'érythème de la face dorsale des mains a complétement disparu après une durée totale de deux mois et demi. Mais il s'est développé de l'érythème sur le front ; celui-ci a disparu à son tour après une huitaine de jours. Les troubles gastriques ont beaucoup diminué ; la malade n'a vomi que deux ou trois fois le matin depuis

son entrée à l'hôpital ; elle mange assez bien, l'épigastralgie persiste, pas de diarrhée.

De plus, les douleurs et la faiblesse des membres inférieurs ont considérablement diminué ; elle se promène dans la salle, peut même descendre l'escalier sans avoir besoin d'être soutenue par ses compagnes ; mais elle a un *tremblement* bien prononcé des membres supérieurs qu'il faut attribuer à l'alcoolisme, et de temps en temps des soubresauts probablement douloureux, tantôt dans un membre, tantôt dans l'autre.

Les hallucinations continuent pendant la nuit.

16 août. Depuis trois jours, des phénomènes nerveux inquiétants se sont manifestés; accès convulsifs limités aux membres, abattement extrême, perte de l'intelligence avec carphologie, refroidissement des extrémités, langue sèche, respiration anxieuse, pouls petit et rapide, 140 environ. Musc. 40 cent.

17 août. Le matin elle ouvre les yeux, elle a l'air de se reconnaître et de reconnaître quelques-unes des personnes qui lui causent, elle divague et parle blanchissage; elle a par moment des accès convulsifs limités aux membres et à la face.

19 août. L'agitation a beaucoup diminué, l'intelligence est un peu revenue, la respiration est plus facile, à part quelques grimaces; les accidents convulsifs ont disparu.

1er septembre. Depuis quelques jours, l'abattement augmente de plus en plus; il y a, en outre, rétention d'urine complète, et l'on est obligé de sonder la malade deux fois par jour, incontinence incomplète des matières fécales; enfin, on est obligé de mettre la camisole.

Le 15, mort par les progrès de la maladie, sans qu'il se soit présenté rien de nouveau dans les quinze jours précédents.

Le 16, *autopsie.* Foie cirrhotique, œdème considérable de l'intestin et surtout de l'intestin grêle ; coloration ardoisée de la muqueuse stomacale.

Cerveau et moëlle. Dure-mère cérébrale et rachidienne saines, arachnoïde cérébrale opaline et épaissie au niveau des anfractuosités, congestion manifeste de la pie-mère sur les mêmes points, état criblé du cerveau sans autre lésion appréciable à l'œil nu. Dure-mère rachidienne saine, sur le feuillet viscéral de l'arachoïde et faisant corps avec elle, plaques nombreuses d'un blanc nacré et resplendissant incrusté de carbonate calcaire, elles occupent surtout la région dorso-lombaire et se partagent assez régulièrement en séries linéaires : 1° le long des racines postérieures où elles sont le plus nombreuses, quatre ou cinq pour chaque paire rachidienne; 2° le long des racines antérieures, on en compte deux ou trois au plus pour chaque paire ; 3° au niveau du sillon où elles sont encore moins nombreuses. Leur nombre va en augmentant de haut en bas, si bien qu'au niveau de la queue de cheval elles se touchent sur un grand nombre de points.

Dans la région cervicale, elles sont à la fois moins nombreuses, moins volumineuses et moins consistantes, si bien qu'au niveau du bulbe, elles se réduisent à de simples épaississements fibreux. Au niveau de chacune de ces plaques, la pie-mère sous-jacente est vivement congestionnée, la congestion est surtout prononcée au niveau des racines nerveuses, dans la région dorso-lombaire, où l'on voit au-dessous de chaque plaque un groupe de veinules manifestement dila-tées. A l'œil nu, la moëlle ne présente pas de lésions appréciables.

Alcoolisme symptomatique. — Dipsomanie. — L'alcoo-lisme, avons-nous dit dès le début de ce travail, n'est pas toujours la cause de l'aliénation mentale, il en est quelquefois l'effet.

Les épileptiques et les aliénés en général ont une grande tendance à s'abandonner aux excès de boissons; les uns cherchent dans le vin une consolation à leur triste état, à l'isolement dans lequel ils sont obligés de vivre à cause de leur pénible infirmité; ils savent qu'à la pitié qu'on a pour eux se mêle souvent un sentiment de répulsion instinctive. D'autres, au contraire, sont plus ou moins inconscients de leur état, ils s'adonnent à l'abus des boissons comme ils pilleraient, comme ils voleraient, comme ils tueraient. Le besoin de boire devient chez eux une véritable manie qu'on a souvent désigné sous le nom de dipso-manie.

La dipsomanie est le plus souvent héréditaire, d'autres

fois, comme le fait remarquer avec raison Esquirol, elle survient sans cause connue chez les femmes, à l'époque de la ménopause. Elle procède par accès.

Le dipsomane, avant de boire, sent venir son accès; il est inquiet, agité, triste, morose; il éprouve de la céphalalgie, de l'anxiété précordiale (Marcé), puis le besoin de boire se fait sentir puissant, irrésistible. C'est en vain que le malade cherche à résister, il faut qu'il boive et il ne cédera que lorsque l'accès sera passé. Ces accès reviennent d'abord à intervalles variés, mais bientôt l'habitude de boire s'établit, le dipsomane commet des excès alcooliques, même dans l'intervalle des accès.

L'alcoolisme chronique survient, amenant après lui le triste cortége de symptômes que nous avons passés en revue.

Le tableau que nous venons de tracer est celui de la dipsomanie, de la *dipsomanie essentielle aiguë*; mais à côté de cette forme, combien de cas n'observe-t-on pas dans lesquels le besoin de boire, tout aussi irrésistible, se présente d'abord moins accentué, moins *aigu*, sous une forme pour ainsi dire *chronique*; c'est ce que l'on remarque particulièrement chez les femmes qui deviennent dipsomanes à l'époque de la ménopause. Les excès alcooliques se font d'abord sans bruit, la malade s'en cache avec le plus grand soin, ses parents sont aussi intéressés qu'elle à ne pas les dévoiler. Ils restent ainsi inaperçus du public et même du médecin, qui est quelquefois étonné d'avoir à traiter des accidents dont l'étiologie lui paraît des plus obscures.

OBSERVATION VIII. — Alcoolisme symptomatique.
Dipsomanie.

Mme B... (Julie), âgée de 42 ans, mère de trois enfants, couturière, domiciliée à Paris, est entrée à Charenton le 13 mars 1875.

Cette malade, d'une intelligence médiocre, a reçu une instruction très ordinaire. Elle a toujours eu un caractère bizarre, difficile, ses croyances religieuses n'ont jamais été bien vives. Malgré son naturel ombrageux, elle s'est cependant montrée très-affectueuse pour ses enfants, très-serviable pour les personnes avec lesquelles elle était en rapport.

Douée d'une bonne constitution, cette dame a toujours joui d'une excellente santé physique. Dès son jeune âge, cependant, elle était sujette à des névralgies faciales fort douloureuses.

La menstruation s'est établie de bonne heure et sans difficulté, cette fonction n'a jamais offert d'irrégularité notable.

Les grossesses n'ont rien présenté d'anormal.

Pas de manifestations de l'âge critique.

La famille a déclaré qu'il n'y avait pas d'antécédents héréditaires?

Les renseignements fournis par les filles de la malade nous permettent de constituer à peu près son histoire.

Cette dame aurait eu des chagrins domestiques, elle est séparée de son mari pour des motifs que nous ignorons. Elle a trois filles qui, depuis son entrée dans la maison, ne lui ont pas souvent donné des témoignages d'affection ; pendant son séjour, elle a à peine reçu une ou deux visites.

Il y a quatre ans environ, la malade eut, sans cause connue, une attaque congestive, elle se remit assez rapidement, mais garda un certain embarras de la parole ; l'articulation des mots lui devint très-pénible.

D'une sobriété exemplaire jusqu'à cette époque, cette dame prit à la suite de cet accident cérébral des habitudes alcooliques qui contrastaient singulièrement avec la vie régulière qu'elle avait toujours menée. Sa nouvelle et soudaine passion pour les boissons spiritueuses prit en peu de temps un caractère alarmant. C'était par litres qu'il fallait compter l'eau-de-vie qu'elle buvait ; elle, qui, autrefois, supportait à peine un peu de vin mêlé à beaucoup d'eau, ingérait, à ce moment, des quantités énormes de boissons fermentées. Elle déjouait pour satisfaire son penchant, la plus active surveillance ; le besoin de boire était pressant, irrésistible ; c'était un véritable accès de dipsomanie. A partir de cet instant, son genre de vie s'est profondément modifié ; elle a négligé ses affaires, les soins de son ménage, elle s'est montrée indifférente, égoïste.

Elle a présenté à cette époque quelques hallucinations de la vue ; la nuit elle voyait des animaux immondes courir à travers les draps de son lit, son sommeil était agité par des visions terrifiantes ; en même temps, elle a eu quelques troubles digestifs.

Depuis cette première attaque congestive, qui, comme nous venons de le voir, a amené cette tendance insolite aux excès alcooliques, la malade a eu deux nouvelles congestions cérébrales. Ces deux dernières attaques ont considérablement affaissé son intelligence.

13 mars. Dès son entrée (13 mars), la dame B... se présente à nous, dans un état de démence paralytique très-avancée ; le tremblement des muscles de la langue est tel, qu'il lui est impossible d'articuler un seul mot et de se faire comprendre ; affaiblissement général de la motilité, marche difficile et hésitante, frémissement des muscles de la face, tremblement des membres supérieurs et inférieurs ; les mains agitées d'un mouvement continuel saisissent mal les objets ; les mouvements sont incertains, désordonnés. La mémoire paraît anéantie, les faits les plus récents ne laissent aucune trace, aucun souvenir ; les sentiments affectifs semblent, sinon éteints, du moins très-affaiblis, la malade se montre sans haine comme sans affection. Sa vie est purement végétative, les diverses fonctions s'exécutent bien, le sommeil est irrégulier.

29 mars. Mme B... n'offre pas de changement dans son état mental, son état physique est satisfaisant.

8 avril. La malade présente un tel affaiblissement musculaire que la station debout ne lui est plus possible. Elle reste les journées entières assise dans un fauteuil, complétement étrangère à tout ce qui l'entoure et sans aucune manifestation intellectuelle.

20 avril. L'état mental de la malade n'offre pas la moindre modification avantageuse, les troubles de la motilité ne lui permettent plus de quitter son fauteuil.

Dans la nuit du 20 au 21 avril, Mme B..., en proie sans doute à quelque idée délirante, a quitté son lit, mais ses membres inférieurs ne pouvant supporter le poids de son corps, elle est tombée, au premier pas qu'elle a tenté, la face la première sur le sol. Le lendemain, une large ecchymose autour de l'arcade sourcilière accusait ses tentatives de la nuit et sa chute.

2 mai. Depuis quelques jours, la malade présente une certaine excitation, elle pousse fréquemment des cris monotones et plaintifs

qu'on ne peut comparer qu'à des bêlements d'agneaux, des sons inarticulés sortent de sa bouche, les troubles de la motilité, de l'intelligence et du sentiment sont arrivés à leur dernière limite. C'est avec la plus grande difficulté que la malade avale une nourriture appropriée à son état, les mouvements de déglutition sont très-lents et très-pénibles.

18 mai. Nouvelle attaque congestive, la dame B... ne peut plus pousser le moindre cri, proférer la plus légère plainte, elle est paralysée de tout le côté droit. Il lui est impossible de prendre quelques gouttes de bouillon ou de tisane. Chaque tentative est suivie de violents accès de toux avec suffocation imminente. Elle reste dans cet état pendant quatre jours. Les bronches et la trachée sont obstruées par des mucosités qu'elle ne peut rejeter ; elle tombe peu à peu dans le coma, et la mort arrive dans la matinée du 23 mai.

Autopsie 24 heures après la mort.

Nous trouvons toutes les lésions de la méningo-encéphalite chronique diffuse. La dure-mère est épaissie, ses vaisseaux sont dilatés et remplis de sang noir. L'arachnoïde offre aussi un certain épaississement et un aspect opalin, elle contient une grande quantité de sérosité louche presque purulente, qui exerce une compression très-forte sur la substance cérébrale. La pie-mère présente une vascularisation extrêmement riche, les vaisseaux ont acquis un volume considérable et s'étendent sur toute la surface en arborisations infinies. Au niveau de la face supérieure des hémisphères, l'arachnoïde et la pie-mère sont parsemées çà et là de plaques laiteuses, sur les parties latérales, ces membranes sont injectées et leurs vaisseaux présentent sur leurs parois des taches blanchâtres.

La pie-mère adhère à la couche corticale dans presque toute son étendue, sauf en quelques parties des lobes postérieurs. Dans toutes les autres parties les adhérences sont si intimes que cette membrane soulevée entraîne avec elle des lambeaux de cette substance qui présente l'aspect d'une vaste ulcération. La substance corticale est très-ramollie, la substance blanche surtout dans l'hémisphère gauche est le siége d'un ramollissement très-marqué ; elle est infiltrée de sérosité. Des coupes successives pratiquées de la périphérie au centre, ne montrent de lésions circonscrites en aucun point ; on remarque seulement un pigmenté fin très-abondant. Les ventricules sont comme l'arachnoïde gorgés de sérosité louche. Aucune trace d'hémorrhagie méningée et de foyers apoplectiques.

Hérédité. — L'ivrogne n'est pas la seule victime de son intempérance ; ses désastreux effets se font sentir chez ses descendants ; nous n'avons pas à reproduire ici le tableau véritablement tracé de main de maître par M. Morel, dans son ouvrage sur les *dégénérescences physiques et morales ;* nous nous contenterons d'y cueillir ce qui a rapport à notre sujet, c'est-à-dire à l'aliénation mentale ; le tableau, pour être moins chargé, n'en sera pas moins sombre.

L'hérédité alcoolique comprend plusieurs affections que nous classerons comme il suit :

1° L'ivrognerie héréditaire et la dipsomanie ; 2° L'arrêt complet de développement intellectuel, idiotie ; 3° l'arrêt incomplet, imbécilité et faiblesse d'intelligence ; 4° les affections convulsives et l'épilepsie ; 5° la prédisposition à diverses formes d'aliénation mentale, et plus particulièrement à la paralysie générale et à la folie circulaire.

1° *Ivrognerie et dipsomanie.* — La dipsomanie, avons-nous déjà dit, est bien souvent héréditaire ; il en est de même, quoique, à un moindre degré, de l'ivrognerie pure et simple. L'ivrognerie présente, dans ce cas, une gravité toute particulière : « Je n'ai jamais vu guérir, dit Morel, les malades dont les tendances ébrieuses avaient leur point de départ dans des prédispositions héréditaires. » En parcourant les diverses observations publiées dans son ouvrage par M. Magnan, on peut se convaincre que les cas les plus graves de folie alcoolique aiguë ont été très-souvent observés chez des individus dont les parents étaient alcooliques.

2° *Idiotie et imbécillité.* — Dans une communication faite en 1860 à l'Académie des sciences, M. le docteur Demeaux appelait l'attention sur *l'influence de l'ivresse sur la fécondation.* Il cherchait à démontrer que les enfants procréés en état d'ivresse étaient souvent idiots, imbéciles; ce que Demeaux disait de l'ivresse peut tout aussi bien s'appliquer à l'alcoolisme chronique. Les exemples suivants montreront, mieux que tout ce que nous pourrions dire, la vérité de cette proposition. Un ivrogne a trois fils : le premier est sujet à des accès de délire périodique; le second est dans un état de stupeur habituel; le troisième est complétement idiot. (Morel).

Un autre a sept enfants : deux sont enlevés en bas-âge par des convulsions; le troisième devient aliéné à 22 ans; le quatrième est un imbécile de naissance; le cinquième est bizarre et misanthrope; la sixième est hystérique et a présenté à plusieurs reprises des troubles de l'intelligence; le septième seul est intelligent, mais très-nerveux et sujet à des accès de tristesse. (Morel). On pourrait, avec Morel et le docteur Contesse, multiplier ces exemples.

3° *Arrêt incomplet de l'intelligence, imbécillité, faiblesse d'esprit.* — Chez les individus de cette catégorie, l'intelligence se développe jusqu'à un certain âge, au delà duquel tout progrès est impossible. Ils sont fantasques, irritables, violents, enclins à tous les vices, et ils aboutissent finalement à l'idiotisme; d'autres fois, la faiblesse de l'intelligence se révèle dès un âge moins avancé; ils sont paresseux, sans volonté, portés au vagabondage, à l'ivrognerie; plus tard, leur état empire et ils deviennent inutiles à eux-mêmes, à charge à leur famille et à la société.

4° *Affections convulsives et épilepsie.* — La fréquence des convulsions et de l'épilepsie chez les enfants nés de parents alcooliques, est assez démontrée pour que nous n'ayons pas à insister. Nous nous contenterons de reproduire les deux exemples suivants, que nous empruntons à Marcé :

F..., âgé de 50 ans, a eu seize enfants, quinze sont morts au-dessous de trois ans, dont onze à la suite d'accidents cérébraux ; celui qui reste est épileptique et scrofuleux. (Marcé.)

X... s'est marié deux fois ; de sa première femme il a eu seize enfants, quinze sont morts de convulsions dans les premières années, le seizième est épileptique ; de sa seconde femme il a eu huit enfants, sept sont morts de convulsions, le huitième est scrofuleux. (Marcé.)

5° *Aliénation mentale*. — Enfin, l'alcoolisme héréditaire peut se traduire directement par l'aliénation mentale et principalement par la paralysie générale progressive, par la manie, la mélancolie, et la folie à double forme ou circulaire, etc.

Nous ne saurions terminer cette étude sans adresser nos remercîments à notre ami et collègue, M. de Finance, ex-interne des hôpitaux de Lyon, pour les précieux renseignements qu'il nous a fournis sur certains malades du service auquel il est attaché en qualtié d'interne.

CONCLUSIONS.

1° L'alcoolisme considéré dans ses rapports avec l'aliénation mentale est tantôt cause, tantôt effet ou symptôme.

2° L'aliénation mentale de cause alcoolique est relativement fréquente; (14 pour 100 en moyenne du nombre total des aliénés en France); elle est plus fréquente chez l'homme que chez la femme; dans les pays du Nord que dans ceux du Midi.

3° La fréquence a considérablement augmenté depuis le premier quart de ce siècle, depuis qu'à l'usage à peu près exclusif du vin, de la bière et du cidre, a été ajouté ou substitué celui de l'eau-de-vie et des liqueurs.

4° L'aliénation mentale de cause alcoolique comprend plusieurs formes qu'on peut diviser comme suit :

A. — Formes aiguës. — Manie alcoolique, lypémanie, stupidité.

B. — Formes convulsives. — Attaques épileptiformes, apoplectiformes, épilepsie absinthique.

C. — Formes chroniques. — Démence, paralysie générale, pseudo-pellagre alcoolique.

5° L'alcoolisme est quelquefois un symptôme indirect de l'aliénation mentale (dipsomanie).

6° Les funestes effets de l'alcoolisme sont souvent héréditaires ; l'hérédité alcoolique donne naissance à :

1° L'ivrognerie héréditaire et la dipsomanie.

2° L'idiotie.

3° L'imbécillité et la faiblesse d'esprit.

4° Convulsions et épilepsie.

5° Diverses formes d'aliénation mentale.

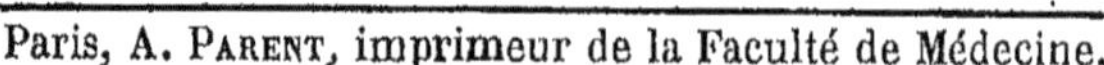

Paris, A. Parent, imprimeur de la Faculté de Médecine.